CONSIDÉRATIONS

SUR

LES TUMEURS

DU

MAXILLAIRE INFÉRIEUR

Par TAILHADES (Louis)

DOCTEUR EN MÉDECINE

Chef de Clinique chirurgicale à la Faculté de Médecine de Montpellier;
Ex-Chirurgien-interne de l'Hôtel-Dieu Saint-Éloi; Membre titulaire
de la Société de Médecine et de Chirurgie pratiques; Membre titulaire de la Société Médicale d'Émulation, etc., etc.

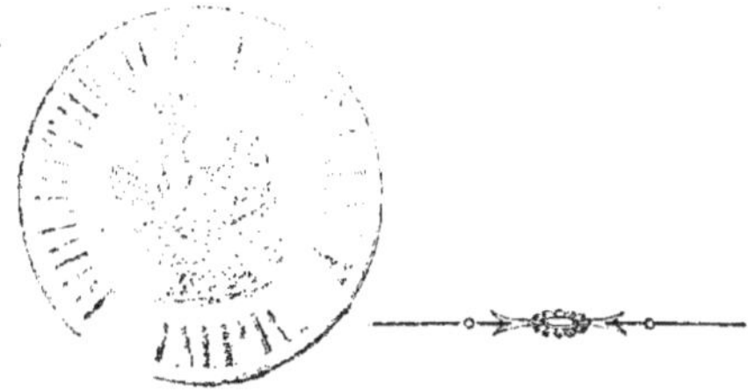

MONTPELLIER

TYPOGRAPHIE DE BOEHM & FILS, PLACE DE L'OBSERVATOIRE
Éditeurs du MONTPELLIER MÉDICAL

—

1862

A LA MÉMOIRE DE MA MÈRE.

A MON PÈRE.

L. TAILHADES.

A MON ONCLE

Louis **NESPOULOUS**,

Conducteur principal des Ponts-et-Chaussées.

A TOUS MES PARENTS.

L. TAILHADES.

A M. BOUISSON,

A tous mes Maîtres.

L. TAILHADES.

A MES AMIS.

L. TAILHADES.

INTRODUCTION.

On ne doit pas s'étonner de l'importance qu'à toutes les époques les praticiens ont attachée à l'étude des tumeurs, si l'on songe à l'extrême fréquence des affections chirurgicales qui se présentent sous cette forme, et si l'on a surtout égard à la difficulté d'arriver à un diagnostic précis dans bon nombre d'entre elles. Les anciens, dépourvus des connaissances nécessaires pour mettre de la précision dans cette étude, y ont procédé à leur manière, sans ordre, sans méthode, tantôt mettant au nombre des tumeurs des modifications qui ne le méritent pas, tantôt laissant dans l'oubli de véritables tumeurs, souvent bien autrement importantes que celles qu'ils mettaient un grand soin à décrire.

Dans son acception la plus générale , le mot tumeur exprime l'idée d'un gonflement anormal dans une partie quelconque du corps.

Envisagée sous ce point de vue, leur étude comprendrait un grand nombre de lésions, telles que : tumeurs blanches , luxations , fractures , hernies , corps étrangers, etc., dont la description , jointe à celle des tumeurs proprement dites, ne peut qu'apporter de la confusion, sans profit réel pour la science. Si nous voulions passer en revue toutes les définitions qu'on a successivement données de cet ordre de lésions, on serait étonné de voir quelle série de termes vagues chaque auteur a employée pour exprimer son idée. Assurément, on ne peut attribuer ce défaut de précision qu'au manque des connaissances et des moyens d'investigation que nous possédons aujourd'hui.

Le caractère commun à toutes les tumeurs, c'est de constituer une saillie dont l'existence n'est pas physiologique, une masse plus ou moins globuleuse appréciable à la vue ou au toucher, déformant les parties où on la rencontre, et y causant de la gêne ou de la douleur. Leur caractère propre, c'est de persister indéfiniment dans l'économie , si l'art n'intervient pas.

Nous définirons donc la tumeur : *une grosseur pathologique limitée, résultant d'une production morbide de nouvelle formation , pouvant se montrer*

dans toutes les parties du corps et tendant à y res-
ter indéfiniment.

Les mots *néoplasme*, *néoplasie*, *pseudoplasme*, que quelques pathologistes allemands ont introduits dans le langage médical, expriment très-bien la nature de ces lésions ; aussi ne craindrons-nous pas de les employer comme synonymes du mot tumeur.

Les principaux travaux recommandables publiés sur les néoplasies datent de l'époque où Bayle, Laënnec, Delpech, Dupuytren, imprimèrent à l'anatomie pathologique une si vive impulsion. Dans cette période, marquée par des travaux descriptifs qui ont surtout servi à classer les principaux groupes de tumeurs, on fit pour les tissus morbides ce que Bichat avait fait, quelques années auparavant, pour les tissus normaux. Mais l'époque qu'ont illustrée les travaux de Schleiden et de Schwann sur la théorie cellulaire, est celle où leur histoire est réellement entrée dans une voie nouvelle. Le scalpel et, malgré tous les soins qu'on y apportait, l'examen fait à l'œil nu n'ont pas suffi ; d'autres procédés d'exploration ont été mis en usage et ont bien mieux éclairé leur structure. Ce n'est pas à dire pourtant que la question de formation des néoplasmes ait obtenu une solution définitive. Deux Écoles sont en lutte par leurs tendances opposées : d'un côté, l'École allemande, dont Müller a été le chef et dont Virchow est un des plus dignes représentants ; d'un autre, l'École française, inaugurée par M. Lebert et servie par MM. Broca, Verneuil, Follin, propageant les doctrines du Maître.

La première nie les exsudations pathologiques, au sein desquelles doivent se développer, d'après la seconde, des éléments cellulaires spécifiques. Elle repousse l'idée d'un blastème amorphe dans lequel prendraient successivement naissance des granulations, des nucléoles, des noyaux, enfin des cellules, pour lui substituer celle d'un tissu-germe, d'où procède la majeure partie des productions morbides. Ainsi toutes les cellules pathologiques proviennent de cellules préexistantes, par la division des cellules et des noyaux. Chaque formation pathologique est une formation avançant élément à élément, cellule par cellule, et l'état général seul exerce une influence sur la bénignité ou la malignité des tumeurs.

La seconde admet l'exsudation d'un blastème qui, d'après quelques auteurs, varie suivant l'espèce de tissu auquel il doit donner naissance, et c'est dans son sein qu'apparaissent des cellules. La spécificité des éléments cellulaires est la conséquence de cette doctrine ; aussi la cellule du cancer n'est-elle pas, pour les partisans de cette École, un simple élément normal modifié, et dont les modifications n'ont aucun cachet qui la fasse reconnaître ; elle a des caractères distinctifs, et chaque tumeur possède des éléments corpusculaires spéciaux qui ne peuvent être confondus avec ceux des autres néoplasmes. Cette spécificité cellulaire rappelle ce que d'anciens médecins nommèrent la qualité *occulte* et *essentielle* des maladies, et elle est en parfaite harmonie avec les divisions générales que Laënnec avait introduites dans l'étude des tissus morbides, en divisant ces productions organisées en deux groupes : 1º celles composées de tissus analogues aux tissus normaux de l'économie, *tissus homœomorphes;* 2º celles formées de tissus qui n'ont point leur analogue dans l'économie, *tissus hétéromorphes* [1].

De cette divergence d'opinions on peut inférer que, d'après cette dernière, une cellule étant donnée, on peut reconnaître le cancer; tandis que l'autre déclare ne pouvoir résoudre la question que d'après l'examen du tissu.

Après ce résumé sommaire des tendances de ces Écoles, qui, toutes deux, en somme ont leur symbole dans les doctrines anciennes de la médecine, nous allons exposer le plan de notre sujet.

Le maxillaire inférieur est un os qui doit aux changements moléculaires qu'il éprouve pendant la vie et à la présence du canal dentaire dont il est creusé, sa prédisposition à des maladies diverses, parmi lesquelles les tumeurs tiennent le premier rang. Nous

[1] Follin ; Traité de pathologie externe, tom. I, pag. 151.

avons donc cru devoir placer au commencement de ce travail, l'étude de son développement et des diverses modifications de constitution qu'il éprouve. Nous étudierons ensuite les diverses tumeurs dont il est reconnu être le siége; enfin, l'étude des indications thérapeutiques chirurgicales qu'elles fournissent, fera l'objet de notre dernière partie. Nous avons cru inutile de décrire chaque procédé de résection en particulier, vu l'obligation où nous aurions été de répéter ce qui se trouve dans les principaux traités de médecine opératoire; cela nous aurait entrainé trop loin. sans profit réel pour notre dissertation.

CONSIDÉRATIONS

SUR

LES TUMEURS

DU MAXILLAIRE INFÉRIEUR

Histogénie et modifications de constitution du Maxillaire inférieur.

Sur un embryon humain de quinze à dix-huit jours, la mâchoire inférieure est représentée par deux petits tubercules qui sont les languettes d'origine de la partie principale du premier arc viscéral. Dix jours plus tard, alors que l'embryon a atteint à peu près 30 millimètres de longueur totale, les bourgeons maxillaires inférieurs sont réunis sur la ligne médiane, et la mâchoire se présente sous forme d'un petit arc ogival à bord antérieur ou supérieur, mince et tranchant. L'examen microscopique nous les montre exclusivement composés de tissu embryo-plastique, formé particulièrement de noyaux de ce nom et d'un peu de matière amorphe interposée, et recouvert d'épidermes à cellules pavimenteuses [1].

Dans leur épaisseur, naît peu de temps après le *cartilage de Meckel.* Plus épais vers son milieu, ce cartilage est en continuité de tissu sur la ligne médiane avec celui du côté opposé, et aboutit par ses extrémités jusqu'à la cellule cérébrale moyenne. En dehors, dans un point très-rapproché de lui, vers le milieu de sa longueur environ, et par conséquent dans la partie externe du premier arc viscéral, apparaît par le mode dit de *genèse*, le cartilage du maxillaire inférieur. Celui-ci, d'abord très-mou, étroit, aplati sur ses côtés, présente une extrémité antérieure aiguë et moins épaisse que la postérieure, ce qui lui donne la forme d'un triangle allongé à angles mousses. A mesure qu'il se développe, il tend à occuper toute la longueur de chaque moitié de la mâchoire; en effet, il ne tarde pas à l'atteindre, mais il reste longtemps isolé de son congénère. Il présente en arrière deux saillies qui deviendront les apophyses coronoïde et condylaire de la branche montante.

Au trente-cinquième jour seulement, se voient vers son milieu, sous une forme allongée, les premières

---

[1] La plupart des idées émises au sujet du développement du maxillaire inférieur sont extraites du mémoire que MM. Ch. Robin et Magitot ont publié dans le Journal de physiologie de Brown-Sequard : *Genèse et développement des follicules dentaires*, ann. 1860.

traces d'ossification. Il ne tarde pas à être envahi dans sa totalité, vu le peu d'épaisseur qu'il présente (0mm,5 à peine). Sur son bord supérieur s'élèvent alors deux crêtes très-minces, qui naissent d'après le mode d'ossification dit par *envahissement*, et donnent de bonne heure à l'os l'aspect d'un organe bilamelleux ou formé de deux bandes osseuses parallèles, bien que l'ossification n'ait commencé que par un seul point. Ces bandes limitent la gouttière où naissent les follicules.

Autour du cartilage maxillaire inférieur existe une couche relativement épaisse d'un tissu mou, gélatiniforme, tapissé d'épithélium, dont la partie la plus superficielle sous-épithéliale est appelée, par son développement ultérieur, à former la muqueuse, le reste représentant le tissu sous-muqueux.

Le cartilage offre la structure ordinaire des cartilages d'ossification à chondro-plastes ovoïdes ou polyédriques peu réguliers. — Quant au tissu mou, il est constitué par une masse composée principalement de noyaux embryo-plastiques (fibro-plastiques de beaucoup d'auteurs), unis à un petit nombre de corps fusiformes fibro-plastiques et parcourus par des vaisseaux capillaires. A ces éléments se trouve interposée un peu de matière amorphe transparente. Les cellules épithéliales qui recouvrent ce tissu, larges et pavimenteuses à la surface, très-petites et polyédriques dans la profondeur, forment une couche assez mince.

Quand apparaissent les premiers bulbes dentaires

(du cinquante-sixième au soixantième jour), les divers tissus constituant la mâchoire inférieure peuvent se distinguer aisément les uns des autres : 1º le maxillaire ; 2º la membrane muqueuse recouverte de son épithélium ; 3º le tissu sous-muqueux, dans l'épaisseur duquel naissent les follicules, et ne différant pas du tissu muqueux des organes voisins quant à sa composition anatomique et à sa texture, mais s'enfonçant dans la gouttière de l'os.

Dans le maxillaire on ne rencontre comme entièrement cartilagineux que son condyle, la partie postérieure de son angle et le sommet de son apophyse coronoïde. Tout le reste de l'organe est ossifié, néanmoins une couche cartilagineuse mesurant quelques centièmes de millimètre d'épaisseur seulement, plus épaisse sur les bords de l'os que sur ses faces, le recouvre encore. La gouttière dentaire s'étend sans discontinuité, depuis le bord antérieur de la branche montante, sur la face interne de laquelle elle empiète un peu, jusqu'à l'extrémité antérieure de la branche horizontale correspondante du maxillaire. Sa profondeur est considérable ; lors de l'apparition des bulbes, elle occupe les deux tiers de la hauteur de l'os. Toutefois, vers la fin du quatrième mois, la partie pleine de l'os devient graduellement plus haute que la gouttière n'est profonde, à partir du niveau de la canine jusqu'à la symphyse.

Au niveau des molaires, la gouttière est située en

dedans de l'axe du maxillaire, mais elle le contourne
en avant et se trouve reportée vers sa face externe
dans toute la portion qui renferme les follicules de la
canine et des incisives. Élargie et comme renflée en
ampoule au niveau de son tiers postérieur, étroite en
avant et plus brusquement rétrécie en arrière, elle
s'ouvre à la face interne de la branche verticale par
une sorte de fissure large et arrondie en bas et étroite
en haut, où elle ne tarde pas à se fermer ; il ne reste
alors que la partie inférieure, qui forme le *trou dentaire postérieur* ou orifice postérieur du canal dentaire.
Celui-ci sera formé plus tard par le sillon lisse et ré-
gulier qui se voit au fond de la gouttière et dans lequel
rampent en ce moment les vaisseaux et nerfs dentaires.

La face interne des lames du maxillaire qui limitait
les côtés de la gouttière, s'épaissit d'espace en espace
sous forme de petites saillies verticales, placées en
face l'une de l'autre de chaque côté, tendant à se re-
joindre, pour former des cloisons complètes et diviser
cette gouttière en petites loges ou alvéoles.

Vers le neuvième mois, alors que ces cloisons se
sont produites, les vaisseaux et nerfs passent au-dessous d'elles dans la gouttière comme dans un canal,
sous autant de ponts représentés pas ces cloisons,
et occupent bientôt un véritable conduit (dentaire inférieur) sous-alvéolaire. Ces organes, en rapport direct
avec le fond de certains follicules, sont superposés
de la manière suivante : le nerf est en dessus, l'artère

et la veine en dessous , séparées parfois du nerf, au niveau des deux dernières molaires, par une mince cloison osseuse, au-delà de laquelle ils rentrent dans la gouttière.

Malgré les rapports intimes que le cartilage de Meckel affecte avec le maxillaire inférieur pendant une grande partie de la vie intra-utérine, il ne forme aucun point d'ossification pour la mâchoire. Il s'atrophie graduellement avant le huitième mois, cependant sa partie médiane impaire semble persister, pour concourir à la formation de la symphyse mentonnière avant son ossification.

Spix a décrit et figuré , en 1815, comme point d'ossification particulier, la lame qui forme le rebord alvéolaire interne. M. Cruveilhier dit avoir vu , sur un fœtus de cinquante à soixante jours, une espèce d'aiguille osseuse qui longeait la face interne du corps et de la branche de l'os ; cette aiguille était complètement libre sur l'une des moitiés de l'os maxillaire ; elle adhérait sur l'autre moitié dans le tiers interne de sa longueur. L'épine qui couronne le canal dentaire n'est autre chose que l'extrémité interne de cette aiguille osseuse, qu'il appelle aiguille de Spix [1].

La couche des parties molles qui recouvre le bord alvéolaire est composée : 1° d'une lame d'épithélium pavimenteux plus ou moins développé ; 2° de la mu-

---

[1] Anat. descript., 3e édit., tom. I, pag. 188.

queuse proprement dite, se présentant sous forme d'une bande composée de faisceaux de fibres lamineuses d'une texture serrée, immédiatement contigus les uns aux autres ou très-rapprochés. Elle adhère d'une façon si intime au périoste, qu'il n'est pas possible de l'en séparer : ces adhérences persistent toujours. A la surface de la trame, s'avançant dans l'épiderme qui la tapisse, on aperçoit les papilles de la muqueuse sous forme de petites saillies coniques ou hémisphériques ; à la face profonde du chorion, se remarquent les glandules salivaires naissant sous forme de culs-de-sac courts et faisant saillie dans le tissu sous-muqueux.

Ce tissu, mou, presque gluant ou filant entre les doigts, d'aspect gélatiniforme plus ou moins rougeâtre, forme une couche assez épaisse au-dessous de la muqueuse, avec laquelle il est en continuité de substance. Il s'avance jusqu'au fond de la gouttière et se moule sur elle en la remplissant exactement. Il est en contact immédiat avec le tissu osseux de ses parois et repose en quelque sorte sur les vaisseaux et nerfs dentaires. C'est dans son épaisseur, près de ces organes, que naissent les bulbes et follicules dentaires. Il diminue graduellement de quantité, à mesure que ces organes, en se développant, entraînent la formation des cloisons alvéolaires et la conversion de la gouttière en canal dentaire ; ce qui reste de ce tissu s'unit avec la paroi folliculaire et forme avec elle le périoste alvéolo-dentaire. La production osseuse autour des follicules

des dents de la première dentition , a pour but la déli-
mitation de ces dents par une capsule dure et compacte
au sein de laquelle elles s'accroissent. Mais, pour
qu'elles puissent en sortir, il faut que ces enveloppes
osseuses disparaissent au moins en partie, sans quoi
elles y resteraient emprisonnées.

Plusieurs mouvements moléculaires sont donc produits autour des dents en voie de formation : les uns
ont pour but d'accumuler la substance osseuse autour
d'elles; les autres la font, au contraire, disparaître.
Cette série de mouvements opposés indique que des
changements s'opèrent dans le maxillaire pendant le
long acte de la dentition.

Chaque follicule, dit M. Natalis Guillot [1], semble
être un centre autour duquel la substance osseuse
s'accroît jusqu'à formation plus ou moins complète
d'une capsule. Largement ouverte au-dessus de la couronne des dents temporaires et des dernières dents
(troisième, quatrième, cinquième molaires), cette
capsule est, au contraire, presque entièrement fer-
mée pendant un certain temps, au-dessus de la couronne des dents de remplacement. Celles-ci ne pour-
ront donc point sortir si une partie de la substance
osseuse ne disparaît. Leur sortie est favorisée par la
résorption, également appréciable, dans les capsules qui

---

[1] Genèse et évolution des dents et des mâchoires; *in* Annales
des sciences naturelles, 4e série (Zoologie), tom, IX. pag. 299.

fixent les dents de la première dentition, dont la chute se trouve en même temps préparée.

Après avoir perdu une partie de sa substance en certains points, le maxillaire s'accroît et s'étend en d'autres. Les cloisons et les alvéoles des dents permanentes gagnent en solidité et en hauteur. Le bord supérieur s'élève et s'épaissit de plus en plus, et les lignes obliques, qui chez le fœtus et l'enfant limitaient la base de la mâchoire, se trouvent chez l'adulte au niveau de la réunion du tiers inférieur avec les deux tiers supérieurs. Le canal dentaire, qui occupait la partie la plus inférieure, répond à peu près au niveau de la *ligne myloïdienne*; commençant à la partie moyenne de la face interne de la branche montante, précédé par une gouttière que complète une lame fibreuse qui ne paraît avoir d'autre but que de protéger les vaisseaux et nerfs dentaires, et de les isoler du ptérygoïdien interne (Cruveilhier), il se porte en avant en suivant la courbure des lignes obliques, et vient se diviser en deux canaux au niveau de la deuxième petite molaire. L'un, plus considérable et très-court, s'ouvre sur la surface externe de la mâchoire : c'est le trou mentonnier ; l'autre, très-petit, continue le trajet primitif et se perd au niveau de l'incisive moyenne. Dans son parcours il communique avec chaque alvéole par un et quelquefois deux trous destinés à transmettre aux dents leurs vaisseaux et leurs nerfs. Enfin, les branches se redresssent, et d'obtus, l'angle qu'elles faisaient avec la portion horizontale devient à peu près droit.

Nous voyons donc que depuis le moment de la formation jusqu'à l'âge adulte, époque où a lieu la sortie de la dent de sagesse, le maxillaire est le siége d'une série de mouvements moléculaires, qui assurément introduisent des modifications dans sa constitution ; et ces modifications le font participer de la structure des os longs et des os larges. A cause de la présence du canal dentaire, il devient organe de protection pour les vaisseaux et nerfs qui se distribuent aux dents, et partant sa résistance doit augmenter sur tout son trajet. Si nous examinons comment se passent les divers phénomènes de sa formation et de son développement, nous trouverons en eux la raison d'être de ce que l'anatomie nous démontre.

Au trente-cinquième jour de la vie intra-utérine, avons-nous dit plus haut, apparaît sur les côtés du cartilage de Meckel une trame cartilagineuse qui est bientôt envahie par les sels terreux, d'où résulte la substance osseuse. Celle-ci forme un tout assez compacte qui présentera bientôt dans son milieu la gouttière dentaire, par la non-formation de la couche envahissante d'accroissement autour du contenu. Quand les vaisseaux destinés à la nutrition de l'os arrivent, elle se creuse des cavités en vertu d'une résorption par places, et dès-lors le tissu osseux est constitué. A mesure que se fait l'augmentation de volume, les lames perdent l'aspect réticulé , deviennent plus ou moins épaisses et se laissent parcourir par des canaux vasculaires. Les vaisseaux ayant pénétré la substance osseuse, elle disparaît là où elle était d'abord à l'état compacte, et se reporte en quelque sorte à la périphérie; de là un accroissement de volume incessant. Le centre de l'os se présente comme constitué par un tissu aréolaire formé de lamelles à bords irréguliers , plein de moelle et parcouru par les vaisseaux.

Alors même que la substance osseuse ait complètetement remplacé le cartilage qui la précédait, la résorption de la substance compacte primitivement formée , d'où résultent les cavités du tissu spongieux , n'atteint jamais jusqu'à la surface de l'os ; il en reste toujours là une couche que l'ossification envahissante tend à rendre plus épaisse , tandis que la résorption vers la face interne le maintient avec une épaisseur égale à peu près pour les os plats et courts, et la laisse augmenter peu à peu avec l'âge pour les os longs[1]. C'est ce qui se passe pour les deux parties bien tranchées du corps de la mâchoire : l'inférieure acquiert une consistance et une résistance assez grandes, tandis que la supérieure, qui loge les dents, est plus élastique. Du reste , il devait en être ainsi; car avec quelle difficulté ne se produirait pas la sortie des dents, et comment ces ostéides pourraient-ils ré-

[1] Mém. de la Soc. de biol., pag. 140; 1850.

sister à l'étranglement qu'exercerait autour d'eux le tissu compacte , s'il se fût trouvé également réparti? La dent est pour l'alvéole un corps étranger dont celle-ci tend incessamment à se débarrasser. Cette tendance est efficacement combattue tout le temps que la racine tend elle-même à s'accroître vers le fond de l'alvéole ; mais elle s'exerce dans toute sa plénitude, aussitôt que, par l'atrophie de sa pulpe, la résistance a cessé. La dent étant chassée, l'alvéole disparaît par résorption de ces parois ; aussi, chez le vieillard, ne trouve-t-on que la portion basilaire de l'os. D'un autre côté, admettant qu'à la base les lames eussent présenté moins d'épaisseur et de consistance, les vaisseaux et nerfs dentaires eussent été inefficacement protégés, car le maxillaire aurait facilement cédé aux violences extérieures auxquelles l'expose sa position superficielle.

En somme, le maxillaire inférieur est compacte à sa surface extérieure et diploïque dans son épaisseur. Les aréoles sont remplies par des vaisseaux et du tissu médullaire, dont nous donnons la composition d'après M. Ch. Robin [1]. « Ce tissu est formé : 1° de *myéloplaxes* adhérents en général à la substance osseuse ; 2° de *médullocelles* prédominant dans la moelle du fœtus et dans celle des adultes, qui a l'aspect gélatiniforme ; 3° de matière amorphe granuleuse qui

---

[1] Dictionnaire de Nysten.

prédomine dans la variété *gélatiniforme* ; 4° de capillaires ; 5° de vésicules adipeuses qui ne s'y montrent qu'après la naissance, et disparaissent en partie lorsque la moelle a naturellement ou prend accidentellement l'aspect gélatiniforme : elles prédominent dans la variété graisseuse ou adipeuse de la moelle.» On distingue, en effet, trois variétés de ce tissu, d'après son aspect extérieur et sa texture : première variété, *fœtale* ou *sanguine* ; deuxième variété ; *gélatiniforme* ; troisième variété, *adipeuse*.

Étude clinique des tumeurs du Maxillaire inférieur.

Les tumeurs sont toujours formées par des tissus normaux ; seulement l'hypergénèse peut être simple ou se manifester avec erreur de temps (hétérochronie) ou erreur de lieu (hétérotopie). Les changements d'aspect que présentent les tissus morbides sont produits par l'état de l'élément en excès, la nature et la forme de l'hyperplasie. Ces phénomènes sont, bien entendu, sous la prédominance d'un état morbide général auquel tiennent les variétés d'évolution et de formation. Aussi devons-nous tenir compte des troubles qu'il peut apporter dans l'évolution des produits pathologiques, en même temps que de ce fait, comme l'observe M. Chauvin [1] d'après M. Ch. Robin, que « la

[1] Thèses de Montpellier, pag. 25 ; 1860.

3

naissance en excès avec trouble dans l'évolution des éléments d'un tissu normal, devient une des conditions de la genèse d'éléments semblables dans les tissus voisins. » Ceci nous explique, en effet, pourquoi une néoplasie épithéliale de la lèvre inférieure envahit le maxillaire.

Dès aujourd'hui, dit M. Eug. Nélaton [1], même en se pénétrant des lacunes nombreuses qui restent à combler dans cette voie (nature, mode d'évolution, pronostic), et en se gardant bien d'abuser, par des déductions prématurées, des connaissances histologiques qui sont acquises à la science, il est déjà possible d'entrevoir que les productions accidentelles des os, celles du moins qui sont bien connues dans leur structure, dérivent toutes ou presque toutes de la multiplication exagérée, de l'hypergénèse, en un mot d'un des éléments constituants ou embryogéniques de ces mêmes os; bien entendu que par les os il faut entendre ici, à la fois le tissu osseux et le tissu médullaire; peut-être même faut- y ajouter encore le périoste et le cartilage articulaire. C'est ainsi, en mettant à part les kystes séreux et hydatiques, qu'il serait difficile quant à présent de rattacher à un élément normal, c'est ainsi, disons-nous, qu'il peut se manifester dans l'épaisseur ou à la surface des os :

[1] Thèses de Paris, pag. 225 et suiv.; 1860.

1º Des exostoses (hypergénèse de l'élément osseux);

2º Des enchondromes (hypergénèse de l'élément
cartilagineux, élément embryogénique des os ou élément constitutif et permanent de leurs extrémités ar-
ticulaires) ;

3º Des tumeurs fibreuses (hypergénèse de l'élément
fibreux, soit périostique, soit médullaire);

4º Des tumeurs lipomateuses (hypergénèse de l'élément graisseux), dont nous admettrions la possibilité
quand bien même nous n'en connaîtrions pas d'exemple, et dont la bénignité, ainsi que celle des trois espèces précédentes, est trop bien assise pour faire jamais l'objet d'un doute sérieux ;

5º Des tumeurs à myéloplaxes (hypergénèse de l'un
des éléments spéciaux de la moelle des os), dont la
bénignité nous semble aussi bien établie que celle des
tumeurs fibreuses, par exemple ;

6º Des tumeurs à médullocelles (hypergénèse d'un
autre élément spécial de la moelle), dont nous n'avons
eu occasion d'observer qu'un seul cas, qui représentait
à l'œil nu un type de ce qu'on appelle tissu encéphaloïde, et à la nature bénigne duquel nous avons cependant quelques raisons de croire ;

7º Des tumeurs fibro-plastiques (hypergénèse d'un
des éléments constituants ou embryogéniques du tissu
médullaire du périoste, ou des parois de leurs vaisseaux), tumeurs qui affectent très-souvent aussi la plu-

part des caractères de consistance et de coloration attribués à l'encéphaloïde, et qui constituent probablement, pour les os, la majeure partie de leurs tumeurs malignes ;

8° Des tumeurs sanguines (exagération ou hypertrophie de l'élément vasculaire), dont on conçoit la *possibilité*, mais dont la *réalité* reste encore à démontrer;

9° Des tumeurs exceptionnelles ou encore mal déterminées, caractérisées peut-être par l'hypergénèse ou la surabondance de la matière amorphe et des granulations moléculaires, ou bien par l'organisation spéciale d'une exsudation plastique opérée dans le tissu osseux (cytoblastions, etc.), tumeurs sur lesquelles, du reste, nous ne pourrions donner que fort peu de renseignements précis ;

10° Enfin, des tumeurs mixtes (ou composées) formées par un mélange, une sorte de combinaison des éléments précédents, lesquels peuvent être groupées dans des proportions assez variables pour rendre très-complexe, en pareil cas, la question de bénignité.

Comme on peut le voir, c'est l'anatomie pathologique pure et simple qui a présidé à la classification de ces tumeurs ; et cependant « la lésion matérielle ne constitue pas toute la maladie, il s'y adjoint très-souvent une force, un principe insaisissable qui peut faire varier du tout au tout les conséquences et les progrès

ultérieurs de cette lésion , et qui domine alors évidem-
ment la question pratique[1]. »

Le côté clinique est donc trop négligé. Dans une
classification semblable , nous concevons très-bien
qu'on ne puisse placer les kystes, puisque leur origine
est encore inconnue. Le cancer ne peut être anatomi-
quement caractérisé ; aussi en bonne logique ne devait-
il pas y rentrer.

Aussi bien , nous le reconnaissons, chaque tissu
n'est pas destiné à suivre fatalement, par sa nature anatomique , une évolution bénigne ou maligne. Aucun
n'est absolument bénin, et surtout absolument malin ;
tout se réduit à une question de fréquence relative. Il
y a certains tissus qui coïncident souvent avec la malignité, il y en a d'autres qui coïncident presque constamment avec la bénignité. Cela tient aux modifications
des forces de la vie, et l'on ne doit pas s'attacher exclusivement à la lésion. La clinique, quand on le veut
bien, peut concorder avec l'anatomie pathologique. Si
l'on veut être rigoureux, on ne le pourra jamais ; mais
faut-il pour cela les séparer d'une manière absolue ?
Tout le monde sait combien, en médecine, les faits sont
contingents et variables, et partant excluent l'absolutisme , qui n'est de mise que dans le domaine des
sciences exactes.

Pour M. Lebert , la grande question dans le pro-

[1] *Loc. cit.*, pag. 9.

nostic et dans le traitement des tumeurs, est la considération de la nature locale ou générale de ces productions. « Pendant des siècles on a cru[1], dit-il, et
aujourd'hui encore on imagine que les termes de *malignité* et de *bénignité* désignent la différence fondamentale
entre le cancer et les autres produits accidentels. Mais
quelle déplorable absence de philosophie médicale dans
une division aussi peu rationnelle ! On ne saurait
douter que cette division des tumeurs a exercé une influence très-fâcheuse sur les progrès de la chirurgie.
En faisant de ces termes vagues et élastiques un principe de classification, on n'a pas mieux fait la science
que le vulgaire, qui divise les maladies en celles qui
guérissent et celles qui tuent, ou les bergers qui clas-
sent les plantes en herbes de pâturage et en herbes
vénéneuses. »

Cependant, la question est loin d'être résolue. Qu'est-
ce qu'une tumeur locale ? Est-ce une production morbide purement et simplement accidentelle, qui ne tient
qu'au point sur lequel elle est implantée ? Mais l'école
qu'il a inaugurée n'a-t-elle pas son symbole dans les
doctrines anciennes, qui voient partout un état général
prédominant !

M. Broca[2] repousse aussi la dénomination de malignes et de bénignes. Pour lui, le caractère de mali-

---

[1] Mém. de la Soc. de biol., pag. 146 ; 1850.
[2] Gazette médicale de Paris, pag. 43 ; 1859.

gnité doit trouver sa place dans la description des tumeurs, mais non dans leur classification. La clinique
doit conserver la dénomination, par exemple, de
tumeurs fibro-plastiques ou très-dangereuses, et de fibreuses ou relativement innocentes, pourvu qu'elle
n'en fasse qu'une question de probabilité et non de
caractère scientifique absolu. Nous le répétons, en
médecine rien n'est certain, puisque nous condamnons
l'absolutisme; aussi nous rangeons-nous à l'opinion de
cet auteur.

Le caractère propre d'une tumeur, avons-nous dit,
c'est de persister indéfiniment là où elle naît; par
conséquent, il faut toujours recourir à l'ablation. Avant
de la pratiquer, le chirurgien ne peut-il pas savoir
quelles sont les chances que court le malade au point
de vue de la récidive, et ne lui est-il jamais permis,
sinon d'affirmer, du moins de faire espérer avec un
certain degré de confiance qu'il le débarrassera de son
mal pour un temps plus ou moins long?

Parmi les tumeurs qui peuvent se développer sur le
système osseux, et partant sur le maxillaire inférieur,
il en est quelques-unes, telles que le lipome, les tumeurs érectiles, les tumeurs à médullocelles, les tumeurs à cytoblastions, dont la pathologie est encore à
faire, et dont nous ne dirons qu'un mot.

Le lipome des os est très-rare, cependant on en
trouve trois cas cités dans les auteurs. En 1850, à la

Société anatomique, M. Lebert[1] a vu, présenté par M. Viard, un maxillaire supérieur extirpé sur un cadavre par M. Nélaton, et dont le tissu et le sinus étaient distendus par une masse lipomateuse. En mai 1858, MM. Ch. Robin et Béraud présentèrent à la même Société une tumeur du volume d'une amande développée dans l'os frontal, et que l'examen microscopique fit reconnaître pour une tumeur graisseuse[2]. Enfin, M. Follin[3] dit avoir observé avec M. Jobert (de Lamballe) un lipome développé dans le maxillaire inférieur, chez un jeune homme de quinze ans. L'ablation en fut faite par deux sections obliques à angle qui permirent de l'emporter avec une portion de mâchoire.

Les tumeurs érectiles se développent plus rarement dans les os qu'on ne l'a prétendu ; aussi, bien souvent on a confondu sous le terme d'anévrysmes ou de tumeurs pulsatiles des os, des productions morbides diverses. Toutefois, de vraies tumeurs érectiles peuvent produire cette pulsatilité. Le seul exemple frappant de vraie tumeur érectile a été présenté à la Société anatomique par M. Verneuil. Le tissu occupait l'os scaphoïde du tarse et le réseau vasculaire qui coexis-

---

[1] Anat. patholog. génér. et spéc., tom. I, pag. 125.

[2] Eug. Nélaton, *loc. cit.*, pag. 226.

[3] Traité de pathol. ext., tom. I, pag. 197. — Il est à regretter que cet auteur ne nous donne aucun renseignement sur le mode d'évolution.

tait avec des réseaux osseux plus ou moins raréfiés, et qui par places avait complètement disparu[1].

Les tumeurs érectiles de la mâchoire, que quelques auteurs ont décrites, n'en étaient pas; nous verrons plus loin que c'était, ou une tumeur à myéloplaxes, ou un enchondrome, ou une tumeur fibro-plastique.

Nous concevons la possibilité de développement de tumeurs à médullocelles dans le maxillaire, mais nous n'avons pu trouver qu'une seule observation de cette espèce de néoplasie. Elle occupait la diaphyse du fémur droit, chez une jeune femme de 32 ans, à qui M. Nélaton amputa la cuisse le 6 mars 1856[2].

Quant aux tumeurs à cytoblastions, il est possible qu'elles s'y développent aussi. M. Magitot rapporte une observation de cette espèce de tumeur développée sur la racine interne d'une première grosse molaire supérieure droite, chez un jeune homme de 14 ans, et ayant nécessité l'extraction de la dent[3].

En somme, il nous reste à étudier : 1° les kystes; 2° les tumeurs osseuses; 3° les tumeurs fibreuses; 4° les tumeurs à myéloplaxes; 5° les tumeurs carti-lagineuses; 6° les tumeurs fibro-plastiques; 7° le cancer.

[1] Lebert, *loc. cit.*, tom. II, pag. 526.

[2] Eug. Nélaton, *loc. cit.*, pag. 327. — La personne est morte quelques jours après, des suites de l'opération.

[3] Mémoire sur les tumeurs du périoste dentaire, pag. 52; 1860.

Les tumeurs mixtes se trouveront décrites par le fait de l'étude que nous aurons faite de ces divers néoplasmes.

Toutes ces tumeurs ne présentent pas les mêmes caractères cliniques ; mais il en est quelques-unes qui, eu égard à ceux qu'elles nous offrent, ont un certain air de parenté qui les rapproche l'une de l'autre. On peut les rassembler et en former un groupe susceptible d'être séparé d'un nouveau, qui sera composé d'un certain nombre de celles qui restent et dont les caractères, au même point de vue, les réunissent en éloignant leur groupe du précédent. C'est sur cette base que nous nous proposons d'étayer la classification des tumeurs du maxillaire inférieur en : 1° tumeurs *bénignes* ; 2° tumeurs tendant à la *malignité* ; 3° tumeurs *malignes*.

Avant d'aller plus loin, nous devons faire certaines restrictions : nous n'accordons pas à ces mots un sens absolu ; il n'y a que bénignité ou malignité relative. D'accord avec M. Broca, nous nous élevons contre la tendance qu'ont certains praticiens à passer d'une grande probabilité à une quasi certitude, et d'un caractère significatif à un jugement absolu. Nous regrettons d'employer ces termes ; mais nous y sommes obligé, ne voulant pas faire de néologisme. Les restrictions que nous avons faites suffisent cependant pour calmer nos regrets.

TUMEURS BÉNIGNES.

Ce groupe renferme les tumeurs dont le mode d'évolution est lent, l'extension en général bornée, dont l'état devient stationnaire après qu'elles ont acquis un certain développement, qui n'ont aucune tendance à l'ulcération, jamais ou presque jamais de retentissement général.

1o *Kystes.* — On a appliqué ce mot à des lésions très-diverses dont il importe d'établir les différences, soit au point de vue de l'origine, soit au point de vue du produit. Eu égard au sujet qui nous occupe, nous ne regarderons comme tels que ces poches dont l'origine la plus fréquente paraît être due au développement et à la condensation d'une aréole du tissu fibroïde qui revêt les canaux osseux et qui finit par constituer un espace clos.

MM. Denonvilliers et Gosselin [1] les divisent en trois classes : 1º kystes à contenu liquide ; 2º kystes à contenu solide ; 3º kystes à contenu mixte. D'après notre maniere de voir, nous ne conserverons que les kystes à contenu liquide. Les seconds doivent être rejetés, car ils ne paraissent formés que par le développement d'une cavité au sein de l'os, soit autour d'une

[1] Compendium de chirurgie, tom. III, pag. 618 et 619.

dent anormalement retenue dans son alvéole, soit autour d'un produit pathologique qui vient de s'y former (tumeur enkystée). Les kystes à contenu mixte, tels que ceux qu'ils décrivent d'après les observations de Dupuytren[1], M. Morel[2] et M. Pibert[3], ne sont que le résultat de la formation de cavités au sein des tumeurs.

Jusqu'à présent, on ne peut déterminer quel est leur point de départ. On a trouvé de petits kystes appendus au sommet d'une racine d'une dent, et c'est sans doute pour cela que M. Lebert se demande si la fréquence des kystes dans le maxillaire inférieur n'est pas due au développement anormal de quelque sac dentaire, dans lequel le contenu liquide se développerait aux dépens de la formation de produits solides[4]. Mais dans le cas où ils ont acquis un volume considérable, il a été impossible d'assigner le lieu de développement, soit parce que la dent avait été ébranlée et était tombée, soit parce que le point de départ avait été ailleurs. On ne doit regarder que comme probable le développement dans le tissu spongieux sur un point qui n'a que des rapports de voisinage avec les alvéoles et les dents.

Parmi ces kystes, disent MM. Denonvilliers et Gos-

---

[1] Leçons de clinique chirurgicale, tom. II.
[2] Bulletin de la Société anatomique, 1839.
[3] *Id.*, 1852.
[4] *Loc. cit.*, tom. I, pag. 250.

selin[1], les uns sont *uniloculaires* (formés d'une seule cavité), d'autres *multiloculaires* (formés de plusieurs cavités séparées par des cloisons incomplètes); d'autres enfin sont *multiples* (représentant des cavités indépendantes l'une de l'autre).

Un kyste, une fois formé, tend à se cloisonner sous l'influence de la même cause qui a présidé à son développement; et tant que les cloisons qu'il présente à son intérieur ne sont pas réunies, tant que, en un mot, le contenu peut être évacué en une seule fois, nous le regardons comme uniloculaire. Lorsque ces lames, par leur réunion, auront limité des cavités indépendantes l'une de l'autre, ou aura réellement un kyste multiloculaire ; il faudra plus d'une opération pour le vider. La dénomination de kystes multiples impliquant l'idée de multiplicité de formation sur divers points, cette espèce doit être rejetée.

Il n'y a donc que deux espèces de kystes : 1° uniloculaires ; 2° multiloculaires.

Les premiers n'ont pas encore été trouvés sur la partie moyenne du corps du maxillaire. On les rencontre au-dessous des molaires ; c'est le plus souvent dans la partie la plus reculée de l'os qu'ils se développent. Par l'augmentation de volume, ils arrivent à occuper tout à la fois la partie latérale du corps et la branche. En pareil cas, la tumeur ne reste pas au

---

[1] *Loc. cit.* pag. 613.

voisinage de l'arcade alvéolo-dentaire , mais se rapproche plus ou moins du bord inférieur.

Le contenu est une sérosité limpide, citrine, albumineuse ou séro-sanguinolente ; rarement c'est un liquide mucilagineux ou plus épais encore.

Les parois sont formées par les tables interne et externe de l'os, tapissées à leur surface interne par une membrane celluleuse ou cellulo-fibreuse. A mesure que la poche grandit , elles s'écartent de plus en plus , s'amincissent , deviennent flexibles comme une lame de parchemin et finissent par perdre leur résistance osseuse.

Les kystes multiloculaires sont formés par le cloisonnement des kystes précédents. On peut concevoir aussi que deux kystes développés sur des points différents aient pu se confondre pour former une seule masse. Toujours est-il qu'ils peuvent occuper toute une moitié du maxillaire.

Leurs cavités contiennent le même liquide ou un liquide différent.

Dans un cas observé par M. Lebert à la clinique de M. Velpeau, et que M. Guibout a décrit dans les *Bulletins de la Société anatomique*, en 1847, la poche entière avait 6 centimètres de profondeur, et renfermait un liquide séreux et noirâtre, dû probablement à quelque mélange avec du sang. Cette poche présentait un compartiment latéral tout à fait membraneux, de 3 centimètres de large sur 4 de profondeur. Sa paroi interne, qui la séparait de la poche voisine, était de couleur rosée et composée de plusieurs feuillets ; les deux poches ne communiquaient pas ensemble. Le plus souvent il y a plus de deux cavités ; deux faits de kystes véritablement multiloculaires ont été rapportés dans le *Compendium*. L'un est consigné dans la thèse de M. Forget[1], l'autre dans un travail envoyé à la Société de chirurgie, par M. Mayor fils[2]. D'après l'observation de M. Forget, après avoir ouvert la coque osseuse, on trouva trois poches de la grosseur d'un œuf, contenant, l'une de la matière mélicérique et athéromateuse, les deux autres une sanie visqueuse rougeâtre. Dans celle de M. Mayor, les loges étaient en plus grand nombre, et séparées les unes des autres par des cloisons ostéo-fibreuses ; elles renfermaient un liquide visqueux jaune-rougeâtre. Dans l'une et l'autre on a constaté que la surface interne des kystes était tapissée, comme celle des tumeurs uniloculaires, par une membrane interne fibreuse ou fibro-cellulaire.

Que les kystes soient uniloculaires ou multiloculaires, l'accroissement et la forme extérieure sont les mêmes. Ils présentent en général au début la sensation de parchemin, mais de plus les kystes multiloculaires diffèrent des premiers, en ce que la fluctuation ne se laisse percevoir que sur quelques points distants les uns des autres.

[1] Thèses de Paris, n° 156 ; 1840.
[2] Gazette des hôpitaux, 1857.

Une fois formés, les kystes peuvent subir diverses modifications qui portent, soit sur leur paroi, soit sur leur contenu.

Les parois éprouvent une sorte d'épaississement qui consiste en une condensation de la membrane cellulo-fibreuse, ou des lames interne et externe de l'os. Dans les kystes multiloculaires, des productions osseuses peuvent se former dans les lames qui séparent les loges; ce sont alors de véritables cloisons ostéo-fibreuses, comme dans le fait de M. Mayor.

La membrane interne peut s'enflammer et donner lieu à une exsudation séreuse exagérée ou à une exsudation séreuse et corpusculaire purulente.

Quand la poche devient volumineuse, en thèse générale les lames du maxillaire s'amincissent, au point de disparaître complètement sur certains points. Le contenu, de séreux qu'il était, devient trouble, soit par le mélange du pus, soit par le mélange du sang provenant d'hémorrhagies intra-kysteuses.

Les kystes peuvent guérir spontanément; c'est fort rare, et alors les parois s'épaississent considérable-ment; il y a tout autour une véritable hyperplasie osseuse. Le contenu prend de plus en plus de la consistance, il devient solide, souvent c'est de la matière grasse qu'il renferme.

La rupture peut être la conséquence de l'amincissement des parois par distension provenant de l'abondance du liquide contenu; dès-lors des fistules intarissables, analogues à celles dont Jourdain rapporte plusieurs exemples [1].

On voit assez rarement les téguments s'enflammer, par suite de la présence de ces tumeurs. L'ouverture se fait ordinairement du côté de la cavité buccale, à cause de la résistance plus facile à vaincre de ce côté.

Les kystes ayant une tendance plus grande à se développer du côté de la base de la mâchoire, les douleurs dont l'évolution s'accompagne sont faciles à concevoir. Le nerf dentaire est fortement comprimé ; de là résultent ces douleurs s'irradiant dans toute la mâchoire, et qui ont pu faire croire fort souvent à une tumeur de mauvaise nature.

2º *Tumeurs osseuses : ostéome ; exostoses.*—Après le fémur et l'humérus, le maxillaire inférieur est l'os qui devient le plus fréquemment le siége de ce genre de tumeurs. L'ostéome peut se développer dans le parenchyme de l'organe, qui présente alors une augmentation de volume dans toute sa circonférence (exostose centrale, générale, hyperostose), ou bien se former à sa surface extérieure, soit sur la face externe (exostose externe), soit sur sa face interne (exostose interne).

L'hyperostose a son point de départ habituel autour de la dent de sagesse, anormalement retenue dans son alvéole. Au commencement de l'année 1858, M. Mai-

---

[1] Maladies de la bouche, tom. II.

sonneuve présenta à la Société de chirurgie une hyperostose sur le milieu de laquelle on voyait : 1° la dent
de sagesse horizontalement placée d'arrière en avant,
dans l'épaisseur même de l'os ; 2° la loge ou cavité de
cette dent entourée de tous côtés par un tissu très-
épais, spongieux en quelques points, éburné en d'autres[1]. Dans cette variété d'ostéome , l'hypergénèse de
l'élément osseux se fait au centre de l'os ; les corpuscules osseux compriment les languettes du tissu aréolaire ou les font disparaître , et ainsi se forme une
masse plus ou moins dure, souvent éburnée. Il semble,
dit Delpech[2], que l'organe ait d'abord été ramolli, et
que dans cet état sa nutrition ayant acquis une plus
grande activité, les aréoles aient reçu une quantité sur-
abondante de matière osseuse.

L'os peut être envahi en partie ou en totalité, comme
on en voit un très-bel exemple figuré par M. Lebert,
dans son *Traité d'anatomie pathologique*[3].

Le maxillaire, envahi en entier par la production
ostéoplastique, ne représente plus qu'une masse in-
forme, cependant nettement divisée en trois parties :
une médiane et deux latérales. La première corres-
pond au corps de l'os, les deux autres aux branches
montantes. Sur la médiane existent onze dents légère-

---

[1] Comp. de chir., tom. III, pag. 606.
[2] Traité des malad. chirurg.
[3] Atlas, pl. 32.

ment atrophiées. La première incisive du côté droit, la canine et la première petite molaire gauches sont tombées; les dents de sagesse ne paraissent pas être sorties. Cette masse osseuse présente une surface extérieure très-irrégulière et mamelonnée, sur laquelle on voit les éminences d'insertions musculaires très-fortement accentuées.

Les exostoses interne et externe sont formées par le dépôt de matière osseuse, soit dans les lames, soit à leur surface, entre elles et le périoste. En général uniques, elles offrent un volume variable, mais qui cependant ne va pas jusqu'à égaler celui de la tête d'un enfant, comme dans d'autres régions du corps. Quant à leur configuration, les unes sont arrondies, les autres ressemblent à des condyles, etc.

D'une manière générale, l'ostéome, quelle que soit sa variété, se présente sous la forme d'une tumeur arrondie dont la surface est lisse, régulière ou mamelonnée. Son tissu est souvent dur, presque éburné, comme le rocher du temporal. A l'examen microscopique, on le trouve formé d'un réseau de canalicules médullaires déliés, entouré de lamelles concentriques, offrant la structure propre aux éléments osseux : c'est-à-dire que les corpuscules osseux y sont déposés comme dans un os sain. Le tissu est d'autres fois analogue au tissu spongieux, celluleux dans l'intérieur, plein de moelle saine et couvert seulement d'une mince couche de tissu compacte.

Le périoste offre des altérations variables, il est épaissi, injecté, un peu ramolli; les autres parties molles sont peu altérées, s'il est peu volumineux ; si, au contraire, la tumeur a acquis un grand accroissement, les muscles disparaissent ou s'amincissent et lui forment une sorte de coiffe. Les vaisseaux peuvent être comprimés et la circulation ralentie, d'où une couleur violacée de la peau et l'œdème de la face qu'on remarque quelquefois (symptôme qui, soit dit en passant, est commun à presque toutes les tumeurs).

En général l'évolution est lente; parfois indolente, elle s'accompagne souvent de douleurs névralgiques très-intenses, car, les parois du canal dentaire se trouvant envahies par l'hyperplasie osseuse, le nerf est fortement comprimé et peut même être complètement détruit.

3° *Tumeurs fibreuses : fibrome.* — Elles sont formées par des productions nouvelles dont l'élément anatomique est la fibre qu'on rencontre dans le tissu fibreux normal.

Il n'y a pas longtemps que ces tumeurs ont été distinguées des exostoses et des autres tumeurs du maxillaire, auxquelles elles ressemblent par leurs caractères extérieurs. Dupuytren, le premier, a signalé la différence qui les sépare de celles qu'on englobait, de son temps, sous le nom de sarcome. Frappé de l'existence fréquente de la production fibreuse dans une poche

formée aux dépens des deux lames de l'os, et d'un
autre côté ayant trouvé une crépitation parcheminée,
il crut devoir les décrire parmi les kystes osseux à
contenu solide. Lisfranc s'était rangé à son opinion,
et c'est d'après les observations de celui-ci que M. Forget en a donné la description sous la même dénomination [1].

Ces tumeurs peuvent être *superficielles* ou *sous-périostiques, interstitielles* ou *intra-osseuses.*

Ordinairement uniques, ces tumeurs peuvent quelquefois se présenter au nombre de deux ou trois, mais
c'est très-rare. Quand elles sont sous-périostiques, leur
implantation n'est pas pédiculée, mais en général diffuse. Leur surface externe présente rarement des bosselures, le plus souvent elle se montre régulière, lisse
et arrondie. Quand elles sont intra-osseuses, elles re-
vêtent une forme ovoïde quelquefois aplatie dans le
même sens que le maxillaire.

Qu'elles siégent à la surface ou dans l'épaisseur de
l'os, elles n'offrent jamais un volume très-considérable ;
il varie entre celui d'une aveline et celui du poing, et
n'atteint jamais la grosseur d'une tête d'adulte, car,
arrivées à une période de leur accroissement, elles affectent, en général, un état stationnaire.

Le fibrome sous-périostique se présente sous forme
de masse aplatie ou globuleuse, et d'épaisseur va-

[1] *Loc. cit.*

riable. Il semble déposé à la surface du maxillaire, auquel il adhère par de petits filaments fibro-vasculaires. Recouvert entièrement par une lamelle assez résistante qui représente le périoste de la portion osseuse malade, il se détache difficilement des portions ambiantes. La surface osseuse paraît le plus souvent intacte, d'autres fois elle est rugueuse, chagrinée et un peu déprimée au-dessous de son niveau normal, voilà tout.

Les douleurs qui parfois marquent le début de la forme intra-osseuse, avaient fait penser à Blandin que le névrilème du nerf dentaire pouvait bien être le point de départ du néoplasme, mais aucune observation n'est venue confirmer cette opinion ; plusieurs fois, au contraire, on a vu une ligne de démarcation parfaitement tranchée entre le nerf et la tumeur [1] : serait-ce le périoste alvéolo-dentaire ? Les observations de M. Magitot [2] et de M. Cruveilhier [3] tendent à prouver qu'il peut en être ainsi dans certaines circonstances ; mais il est plus que probable que, dans la majorité des cas, elles sont dues à une hyperplasie de l'élément fibreux qui réunit entre eux les éléments du tissu médullaire.

Dans la forme intra-osseuse, les rapports que la production morbide affecte avec l'os peuvent offrir deux

[1] Denonvilliers et Gosselin, *loc. cit.*, pag. 609.
[2] *Loc. cit.*
[3] Anat. pathol. génér., tom. III, pag. 640.

variétés : tantôt elle est contenue dans une cavité osseuse, à laquelle elle adhère parfois par un point de
son contour et dont les parois restent libres dans la
plus grande partie de leur étendue ; tantôt elle est
disséminée dans une foule d'anfractuosités osseuses,
représentant les aréoles primitives du tissu spongieux.
Dans le premier cas, on a affaire à la variété dite *enkystée* (c'est la plus fréquente) ; dans le second, il
faut reconnaître la variété *infiltrée*.

Le fibrome enkysté peut être *énucléable*, c'est-à-dire
tenant à peine aux parois du kyste dont on le détache
avec la plus grande facilité, ou bien *implanté*.

Le mode d'implantation rappelle celui des polypes
fibreux. Il a lieu par un pédicule ordinairement assez
large et très-solide, reposant dans la partie déclive
plutôt que partout ailleurs. A mesure que l'accroissement se fait , les parois de la cavité osseuse s'amincissent dans tous les sens , excepté dans le lieu d'implantation, où, chose digne de remarque, l'os offre une
sorte d'hyperplasie, de condensation, et partant un degré de résistance qui contraste avec l'accroissement des
parties voisines. Celles-ci, en effet, perdent peu à peu
leur résistance , et après avoir été réduites à l'épaisseur d'une feuille de papier, elles se perforent. Alors
la masse fibreuse vient se mettre en rapport avec la
face profonde des parties molles. Si une dent vient
d'être récemment arrachée , c'est par là qu'elle se
fera jour et viendra se présenter dans la cavité buc-

cale. Malgré la liberté que leur donnent, pour s'échap-
.per, un alvéole vide de sa dent et la perforation d'une
des lames du maxillaire , les tumeurs fibreuses re-
foulent dans quelques cas une cloison inter-alvéolaire
et produisent un écartement considérable des dents
correspondantes. C'est ainsi que proéminait un fibrome entre la deuxieme incisive et la canine gauche ,
chez un enfant de 13 ans opéré par M. Bérard aîné.
Cette tumeur avait considérablement écarté ces deux
dents l'une de l'autre et s'était renversée en arrière
sur la face postérieure du bord alvéolaire , renverse-
ment qui s'explique par le rapprochement des mâchoires. Elle s'enfonçait profondément dans l'épaisseur
de l'os, dont la lame antérieure avait disparu, tandis
que la paroi postérieure avait résisté [1].

Dans la variété infiltrée, le tissu morbide envoie
des prolongements et des irradiations dans la trame du
maxillaire. Celle-ci est détruite en certains points;
on observe dans d'autres une production osseuse de
nouvelle formation, qui, sous forme d'aiguilles, pénètre la masse fibreuse. De cette disposition résulte une
sorte d'emboîtement des deux tissus.

Le développement se fait d'une manière lente, mais
continue. L'os s'amincit peu à peu et finit par se
laisser traverser en quelques points. Malgré le volume
que peuvent acquérir en certaines occasions les tu-

---

[1] Cruveilhier, *loc. cit.*

meurs intra-osseuses , elles n'ont , d'après M. Bauchet[1], aucune tendance à envahir le tissu des gencives et à provoquer l'inflammation tout autour. La muqueuse gingivale, malgré l'ébranlement des dents, ne saigne pas ou saigne très-peu et ne prend ni rougeur ni gonflement. Il est très-rare que le malade éprouve des douleurs vives ; dans la plupart des cas, elles sont modérées ou nulles.

Si, après avoir enlevé un fibrome, on procède à son étude, on constate qu'il a une consistance généralement ferme , élastique , quelquefois assez dure pour crier sous le scalpel, et qu'il est difficile à écraser ou à déchirer. Sur une coupe que l'on vient de pratiquer, on remarque un tissu blanc plus ou moins nacré formé de fibres, tantôt concentriques les unes aux autres, tantôt irrégulièrement entrecroisées, de l'intervalle desquelles la pression fait sortir un liquide transparent, jaunâtre, assez souvent gluant. S'il est abondant, ce liquide peut donner à la tumeur l'apparence d'une infiltration œdémateuse, à moins qu'il ne se trouve rassemblé dans des vacuoles ou des cavités centrales du tissu. Les vaisseaux sont peu abondants , ils n'existent qu'à la surface ; on peut en trouver au centre et disposés par îlots. Les veines des parties voisines sont devenues variqueuses.

Si la tumeur était enkystée , la membrane d'enve-

[1] Thèses de Paris, 1854.

loppe est formée d'une trame cellulo-vasculaire, lamelleuse, très-dense, revêtue en certains points de portions osseuses. La coupe nous présente le tissu plus homogène que dans le cas précédent. Il a une couleur jaune pâle ou d'un blanc laiteux, qui peut être rosée, d'un rouge foncé formé par l'imbibition de la matière colorante du sang , si les vaisseaux qu'il renferme sont nombreux. Ceux-ci sont logés dans le pédicule, si l'on a affaire à une tumeur de cette variété. Quand le malade a gardé longtemps son mal, on est frappé de l'aspect jaune luisant que revêt la production pathologique. Çà et là sont des taches d'un jaune terne, ressemblant à de la matière phymatoïde ; elles résultent du dessèchement des éléments histologiques et en partie de leur infiltration granulo-graisseuse.

Une parcelle mise sous l'objectif du microscope nous montrera des fibres assez libres , englobées le plus souvent dans de la matière amorphe, mesurant de 1/800 à 1/500 ou 1/400 de millimètre de large , allongées , fusiformes , irrégulièrement entrecroisées et groupées en faisceaux. Dans leur intervalle , on remarque des ostéoplastes , de la graisse sous différentes formes.

Le liquide contient des éléments cellulaires et fusiformes analogues au tissu fibro-plastique. On y voit surtout un très grand nombre de fuseaux allongés, pointus aux deux bouts, renfermant un petit noyau ovoïde. Des noyaux ovoïdes ou arrondis, à l'état libre,

de 1/200 à 1/300 de millimètre de largeur, contenant
un ou deux nucléoles punctiformes, s'y trouvent en
assez grande quantité, mais comme élément accessoire. Enfin, dans ce liquide nage une matière miné-
rale n'offrant point de structure régulière.

Il n'est pas toujours facile d'établir le diagnostic
différentiel de ces trois espèces de tumeurs que nous
venons d'étudier. Nous ne savons rien sur leur étiologie particulière. Toutes se développent à peu près à
la même époque de la vie, à l'âge adulte. Quelle que
soit l'espèce à laquelle on ait affaire, on trouve toujours qu'elle s'est développée sous l'influence d'une
violence extérieure ; car on sait avec quelle facilité les
malades rapportent leur mal à ce genre de causes:
constamment ils accusent des coups, des chutes, des
contusions ou des pressions réitérées ; assez souvent
c'est à l'avulsion d'une dent, et surtout à une carie
dentaire accompagnée ou non de fluxion, qu'ils en at-
tribuent l'origine. Mais une dent anormalement retenue
dans son alvéole a pu devenir l'occasion de la formation d'une exostose, comme nous l'avons vu plus haut.

Si l'étiologie ne peut guère éclairer le chirurgien,
la symptomatologie n'est pas plus faite pour le guider
et le conduire au résultat vers lequel il tend. Elles
sont indolentes de leur nature, de sorte qu'elles peuvent acquérir un certain volume sans que le malade
se doute de leur présence. Ce n'est qu'un jour où,
après avoir éprouvé une violence mécanique, il por-

tera la main sur la partie, qu'il découvrira la tumeur.
Cependant, leur présence peut lui être révélée par les
douleurs qu'entraîne la compression du nerf dentaire,
provoquée par le développement de la grosseur pathologique. Ce sont de véritables douleurs névralgiques, s'irradiant dans tous les points de distribution
des filets nerveux, et dont il croit être soulagé par
l'extraction d'une dent qu'il aura crue cariée. Mais les
douleurs ne se calment pas, surtout si l'on a affaire à
une de ces exostoses développées autour d'un de ces
ostéides anormalement retenus dans son alvéole. Si
elles sont dues à la formation d'une tumeur fibreuse
non enkystée, celle-ci ne tarde pas à faire saillie au
dehors, et dès ce moment on pourra la distinguer du
kyste et de l'exostose.

Dans le cas où le néoplasme est enseveli dans le
tissu osseux, peut-on, par la palpation, savoir quelle
est son espèce? S'il y a absence de coque osseuse,
l'ostéome peut être élagué; alors ce sera le degré de
consistance, la fluctuation qu'il faudra apprécier. Il
faut le reconnaître, le chirurgien doit posséder un tact
très-exercé pour apprécier les différences que peut
présenter un kyste distendu par un liquide et un
fibrome infiltré. Dans ces deux cas, la fluctuation est
manifeste partout ou sur des points plus ou moins éloi-
gnés, séparés par des lames osseuses. La main les
apprécie; on analyse ses sensations, mais on n'ose se
prononcer. S'il y a une coque osseuse avec crépitation

parcheminée, même difficulté ; si l'os s'est épaissi et qu'on éprouve une grande résistance, on doit penser de plus à l'exostose ; si elle est générale, par suite de la condensation du tissu osseux, les dents sont serrées dans les alvéoles. Celles-ci peuvent, dans tous les cas, être déviées, soit en dehors, soit en dedans ; mais quand c'est un kyste ou une tumeur fibreuse, la plupart sont ébranlées ou sont tombées. Les téguments étant refoulés, la surface de la tumeur se présente avec ses caractères manifestes. En général, les kystes ne sont pas lobulés, mais l'exostose et le fibrome peuvent présenter des saillies mamelonnées ; c'est alors d'après la consistance qu'il faut juger.

La gêne mécanique apportée aux fonctions est grande dans tous les cas et peut même devenir cause de suffocation, si la tumeur se développe du côté de l'arrière-gorge. Astley Cooper parle d'une exostose qui s'étendait si loin en arrière, qu'elle pressait l'épiglotte sur l'ouverture supérieure du larynx, et qu'elle détermina une suffocation mortelle. Dans les faits de M. Forget et de M. Mayor, il y avait gêne de la déglutition et accès de suffocation. En pareille circonstance, qu'on éloigne l'idée d'une tumeur osseuse, quoique Astley Cooper parle d'exostose, car il confondait sous cette dénomination plusieurs espèces de néoplasmes.

En définitive, nous voyons que, s'il est parfois possible de distinguer un ostéome d'un kyste et d'un fibrome, il faut avouer souvent notre impuissance quand il s'agit de différencier ces deux derniers. Si le kyste se rompt, la difficulté est surmontée, l'examen du produit nous fixera. S'il y a ulcération des téguments, au bout d'un certain temps le kyste doit éclater ; dans le cas contraire, c'est une tumeur fibreuse qu'on a sous les yeux. Il en est de même si on observe des hémorrhagies, qui peuvent être plus ou moins fréquentes. Enfin, s'il y a multiplicité de la lésion, comme ce sont ces dernières qui dans le groupe ont seules ce triste privilége, il n'y aura pas à hésiter.

Quand l'opération est jugée praticable (elle l'est presque toujours pour ces sortes de néoplasies), on recourra à la ponction exploratrice, soit avec le kélectome de M. le professeur Bouisson, soit avec le trocart de Récamier. Vu les accidents auxquels donnent lieu en maintes occasions de pareilles tentatives d'exploration, on ne devra y recourir que peu de temps avant d'opérer. On pourrait même retarder jusqu'au moment où le malade est sur le lit d'opérations, et dans ce cas se servir du bistouri, si l'on veut.

TUMEURS TENDANT A LA MALIGNITÉ.

Sous ce titre nous rangeons celles dont l'évolution n'a rien de déterminé, évolution qui tantôt a lieu par progrès continu, tantôt s'arrête après qu'elles ont acquis un certain développement (elles s'enkystent, éprouvent la dégénérescence graisseuse ou calcaire), tantôt devient foudroyante. Leur extension est loin d'être bornée ; elles tendent à s'ulcérer et à se multiplier, et se généralisent quelquefois.

1° *Tumeurs à myéloplaxes.* — Jusqu'en 1849, époque où M. Ch. Robin a montré que les éléments microscopiques caractérisant certaines tumeurs des os étaient exactement semblables à ceux que renferme dans l'état normal, surtout chez les jeunes sujets, la substance médullaire, ces tumeurs étaient considérées comme une variété de spina-ventosa, de fongus médullaire ou d'ostéosarcome. La première observation se rapportant à une tumeur de ce genre, ayant pour siége le maxillaire inférieur, est due à M. Fergusson[1]. M. Eug. Nélaton[2] en rapporte huit parfaitement démontrées. Enfin, nous en avons nous-même observé un cas dans le service de M. le professeur Bouisson ; le voici :

OBSERVATION.

Tumeur à myéloplaxes sous-périostique du maxillaire inférieur. — Opération. — Guérison.

Le 21 décembre 1861, fut admis à l'Hôtel-Dieu Saint-Éloi, salle Notre-Dame, n° 22, le nommé Philippe Bérard, âgé de 6 ans, né à Istres (Bouches-du-Rhône).

Pâle et lymphatique, rien cependant n'annonce chez lui l'exis-

1 Union médicale, pag. 582 ; 1857.
2 *Loc. cit.*

tence d'un vice scrofuleux. Sa mère nous dit qu'il est né bien conformé, et qu'il n'a jamais été malade.

Il y a six mois, en passant la main sur le visage de son enfant, elle s'aperçut qu'il avait au bas de la joue droite une tumeur du volume d'une noisette, dure, immobile, et sur laquelle la peau pouvait glisser facilement. Elle n'a pu nous donner aucun renseignement sur les causes de la maladie. Le jeune malade n'a jamais souffert des dents. Quoi qu'il en soit de l'étiologie, cette tumeur s'est développée assez rapidement et sans douleur. Il y a deux mois, elle a commencé à se ramollir en divers points. Alors l'enfant fut soumis à un traitement qui a consisté en l'usage de l'iodure de potassium à l'intérieur et des frictions résolutives sur le siége du mal. Vu l'inefficacité de ces moyens, les parents du jeune malade se sont décidés à l'envoyer à Montpellier, où sa mère l'a accompagné.

Quand il s'est présenté à notre observation, nous avons constaté sur le côté droit du corps de la mâchoire inférieure une tumeur conoïde à axe dirigé obliquement en bas et en dehors, du volume d'un œuf de poule, assez large à sa base et sans battement. La peau qui la recouvrait était mobile sur elle et ne présentait aucun changement de coloration. En l'explorant au moyen des doigts, nous l'avons trouvée parfaitement adhérente à l'os et recouverte en partie par le muscle masséter. La table externe du maxillaire paraissait détruite. La table interne n'était nullement déviée, on pouvait s'en assurer en portant le doigt dans la bouche et en le promenant au-dessous de la langue. Les dents étaient saines ; la muqueuse gingivale ne présentait pas d'altération. En pressant sur la tumeur, soit au sommet, soit sur la portion accessible par la cavité buccale entre la face interne de la joue et le rebord alvéolaire, on percevait une sensation de fluctuation et de bruit de parchemin. Sur ces parties, l'organe explorateur se trouvait arrêté par des lamelles

osseuses verticalement placées et jouissant d'une certaine mobilité.

Jamais l'enfant n'a souffert, il a supporté l'exploration à
plusieurs reprises, sans ressentir la moindre douleur. La mastication n'était point gênée, et, chose digne de remarque, notre
jeune malade se servait plus souvent des molaires du côte droit
que de celles du côté gauche.

A part cela, il jouissait d'une bonne santé, il avait bon ap-
pétit, faisait bien ses digestions et dormait parfaitement.

L'opération fut pratiquée le 26 décembre, par M. le professeur
Bouisson, de la manière suivante :

L'enfant fut couché sur le lit et soumis aux inhalations de
chloroforme. Il ne fut pas longtemps à tomber dans le sommeil
anesthésique. Alors, sur un des points où devait porter la première incision, une ponction exploratrice fut pratiquée avec
le bistouri ; elle donna issue à du sang et à une matière demi-
liquide de couleur roussâtre. Une incision semi-elliptique fut
pratiquée sur le sommet de la tumeur, de sorte qu'après la dissection on eut un lambeau supérieur et un lambeau inférieur.
Plusieurs artérioles furent lésées et liées. La tumeur étant complètement mise à nu, fut enlevée par une excision circulaire
à sa base, et le centre de l'os fut mis à découvert. Le fond de
la plaie parut sain, la surface osseuse fut ruginée, et afin de
détruire tout germe de produit morbide, un cautère rougi à
blanc fut porté dans le canal dentaire. Les lambeaux ayant été
rabattus et réunis par des points de suture entrecoupée, furent
maintenus par des bandelettes de diachylon; on pansa à plat ;
un chevestre maintint les pièces de pansement.

Prescription : Bouillon, infusion de tilleul, potion anti-
spasmodique.

Vers les deux heures de l'après-midi la réaction commença;
elle s'est toujours maintenue dans de justes limites. La mère

ayant gorgé l'opéré de tisane, il y eut des vomissements sur le soir.

Examen de la tumeur. — Elle était formée d'une masse charnue renfermée dans une forte membrane d'enveloppe que le périoste composait en grande partie. L'intérieur de cette espèce de poche était divisée en plusieurs loges incomplètes, par une multitude de lames osseuses, dont les unes, d'autant plus épaisses qu'on se rapprochait davantage de la portion implantée sur le maxillaire, mesuraient de 6 à 7 millim. de largeur à leur base, et de 2 à 5 à leur sommet. Leur longueur équivalait à 8 millim. environ. Les autres formaient des crêtes de 8 à 10 millim. de largeur sur 5 à 4 millim. de hauteur. Parmi ces lamelles, on en trouvait sept très-développées qui semblaient converger de la face interne vers le maxillaire, absolument comme les cloisons de la tunique albuginée du testicule vers le corps d'Higmore, et qui mesuraient depuis 8 millim. jusqu'à 1 cent. de large, de 5 millim. à 15 millim. de long, et de 2 à 3 millim. d'épaisseur.

Le tissu renfermé dans ces sortes d'anfractuosités était de couleur lie de vin, peu consistant, se laissait facilement déchirer et présentait la constitution élémentaire suivante :

1° *Myéloplaxes.* Ces plaques avaient des formes et des dimensions variées ; les unes étaient irrégulièrement circulaires, d'autres anguleuses, d'autres enfin présentaient des prolongements, des incisures qui semblaient les diviser en plusieurs portions. Cet élément anatomique était facilement reconnaissable, grâce à ses dimensions considérables (quelques-unes des plaques mesuraient jusqu'à $0^{mm}12$), et à la présence de nombreux noyaux ; ceux-ci, inégalement distribués, présentaient une forme ovoïde et variaient pour le nombre de 5 à 25 et au-dessus. Chacun était pourvu d'un nucléole.

2° *Médullocelles* (variété cellule complète et variété noyau libre). Les médullocelles existaient en très-petit nombre à l'état de cellule complète ; nous en avons néanmoins distingué quelques-unes très-clairement. Elles avaient une forme sphéroïdale, quoique légèrement polyédrique, mesuraient environ de 0^mm015 à 0^mm020. Elles étaient pourvues d'un gros noyau sphérique entouré de granulations grisâtres. Leurs bords étaient nettement limités. Celles de la seconde variété existaient en plus grand nombre ; dépourvues de nucléole, elles étaient remplies de granulations grisâtres et avaient une forme sphéroïdale.

3° *Tissu lamineux.* Très-répandu dans la masse morbide, surtout dans les parties qui correspondaient aux lames osseuses, auxquelles il formait un périoste ; il se présentait à toutes les périodes de développement. Les noyaux embryo-plastiques étaient surtout rendus évidents par l'addition d'acide acétique.

4° *Vaisseaux capillaires.* En assez grande quantité et formant des mailles serrées, ces vaisseaux avaient des dimensions variables, suivant le point où on les examinait ; ainsi, ils présentaient des dimensions plus considérables à la périphérie qu'au centre de la tumeur.

5° *Tissu osseux.* Caractérisé par un grand nombre d'ostéoplastes, ce tissu formait les plaques, lames et lamelles dont nous avons mentionné la présence au début de l'examen.

6° *Matière amorphe* en petite quantité.

27. L'appareil de pansement ayant été souillé par un peu de sang et par la boisson du malade, fut changé. On constata un gonflement peu étendu, sans trop de rougeur. Les bandelettes ne furent pas réappliquées, afin de faciliter un libre écoulement au pus. — Prescription : Bouillon, crème de riz, tisane d'orge.

28. La fièvre était moins forte. L'opéré avalait sans difficulté. On ne toucha pas au pansement. — Même prescription.

Jusqu'au jour de sa sortie de l'hôpital (27 janvier 1862), nous n'avons rien de particulier à signaler. La suppuration a été médiocre, la cicatrisation s'est faite un peu lentement, il est vrai ; rien cependant n'est venu l'entraver.

Comme l'examen de cette tumeur nous a fourni l'occasion de le vérifier, les plaques à noyaux multiples par leur prédominance caractérisent le tissu myéloplaxique. On y trouve ensuite, mais comme accessoires, les éléments fibreux ou fibro-plastiques, de la matière amorphe, des noyaux libres, quelques médullocelles, des capillaires sanguins, des ostéoplastes. En outre, on y rencontre quelquefois des granulations graisseuses, un certain nombre de globules sanguins, de la matière colorante à l'état libre.

Suivant que la proportion des éléments accessoires du tissu morbide ou de l'un d'eux en particulier, sera presque insignifiante ou acquerra, au contraire, une certaine importance, dit M. Eug. Nélaton, on aura affaire à la variété type, à la variété fibroïde, ou bien à la variété graisseuse, peut-être à d'autres encore. Telles seraient les variétés granuleuse, vasculaire, etc., dont l'observation ne lui a pas démontré la réalité, quoiqu'on puisse cependant, par analogie, en soupçonner l'existence [1]. Ce qui, au point de vue histologique, caractérise un tissu morbide, c'est l'élément prédominant. Nous ne concevons donc pas que cet auteur, après avoir dit, quelques lignes plus haut, que c'est la grande

[1] *Loc. cit.*, pag. 263.

quantité de myéloplaxes, éléments fondamentaux , qui
par leur prédominance caractérisent ce tissu , se soit
laissé aller à admettre tant de variétés. Si pour chaque tumeur nous voulions en faire autant, parce que,
suivant la période d'évolution, nous trouverons tel ou
tel élément dit accessoire en plus ou moins grande quantité , nous arriverions à admettre un si grand nombre
de variétés, que l'esprit se refuserait à les retenir.
D'ailleurs, nous n'en concevons pas l'utilité clinique,
vers laquelle devrait au moins tendre une semblable
admission.

Quoique débutant assez souvent au centre de l'os,
ces tumeurs paraissent avoir leur point de départ habituel au voisinage des dents, c'est-à-dire dans l'épaisseur ou à la surface des parois alvéolaires , où elles
constituent une variété fréquente d'épulis. Cependant
elles peuvent quelquefois être situées à la périphérie
du maxillaire. Quand elles débutent au centre de l'os,
la partie qui leur a donné naissance est représentée
par la gangue osseuse à structure aréolaire qui entoure
le canal dentaire dans tout son trajet. Il est assez rare
de voir ce tissu accidentel se développer sur la paroi
interne d'une alvéole, entre elle et la racine de la dent
correspondante , ou bien encore entre deux ou trois
racines adjacentes. Là, il devient tellement adhérent,
qu'il semble au premier abord dépendre du périodonte,
et, dans de pareils cas, si l'on pratique l'avulsion de
la dent, on amène avec elle au dehors la tumeur qui
lui est annexée.

Ces tumeurs peuvent être *superficielles* ou *sous-périostiques*, et *interstitielles* ou *intra osseuses*.

Quoiqu'elles soient ordinairement uniques, on peut en observer deux, trois, sur le même individu. Elles affectent une forme sphéroïdale ou ovoïde; leur surface extérieure, régulière, lisse et arrondie, peut, dans certains cas, présenter des bosselures. Leur base, ordinairement assez large ou même diffuse, est quelquefois bien circonscrite, plus ou moins rétrécie ou légèrement étranglée. Leur volume varie depuis celui d'une noisette jusqu'à celui du poing.

Les tumeurs *sous-périostiques* se présentent sous forme de masses aplaties ou globuleuses et d'épaisseur variable. Leur tissu semble déposé à la surface du tissu osseux, auquel il adhère par de petits filaments grisâtres fibro-vasculaires qui se laissent aisément déchirer. Il est recouvert extérieurement par une lamelle cellulo-fibreuse assez résistante, un peu épaisse et se continuant à sa périphérie avec le périoste voisin. Cette membrane fibroïde, qui représente manifestement le périoste primitif de la portion de maxillaire malade, se laisse parfois assez facilement séparer du tissu qu'elle recouvre et auquel elle adhère par des filaments analogues à ceux que nous avons signalés entre l'os et la tumeur. La surface du maxillaire sur laquelle elle repose est plus ou moins modifiée dans son aspect. Rarement lisse et paraissant tout à fait intacte, elle est ordinairement rugueuse, chagrinée, légèrement déprimée, et parfois, comme chez notre sujet, elle présente une excavation anfractueuse qui laisse pénétrer le tissu morbide jusqu'à la couche spongieuse de l'os. Dans ce cas, si la tumeur fait des progrès, elle peut détruire les racines dentaires, et le tissu morbide peut se substituer à l'ivoire. Ce phénomène est moins fréquent que dans la variété suivante.

Les tumeurs myéloplaxiques intra-osseuses peuvent se présenter sous la forme *enkystée* ou sous la forme *infiltrée.*

Dans le premier cas, le tissu pathologique est rassemblé en une seule masse interposée aux deux parois opposées du maxillaire, et occupe ainsi la cavité d'une boîte ou coque osseuse plus ou moins régulière. Cette coque, complète au début de la tumeur, présente une surface extérieure recouverte par le périoste sain. Sa paroi interne est lisse, uniforme et régulière comme l'externe ; mais très-souvent elle est inégale, anfractueuse, hérissée çà et là de crêtes, d'aspérités, de saillies anguleuses et de forme bizarre qui pénètrent plus ou moins avant dans la substance morbide et qui représentent autant de cloisons incomplètes. A mesure que la tumeur se développe, l'épaisseur de ces parois diminue et finit par se trouver réduite à la minceur d'une feuille de papier. Pour peu que le volume augmente, la coque se rompt en un ou plusieurs points, et la tumeur refoule devant elle le périoste, avec lequel elle a désormais des rapports immédiats. Il n'est pas étonnant de voir, par suite de l'amincissement et de la destruction partielle des alvéoles, les dents correspondantes au siége de la lésion être ébranlées de bonne heure, déviées, vacillantes et peu à peu expulsées. Le nerf dentaire inférieur, quoique en contact avec la tumeur, peut résister fort longtemps à la destruction et à la compression; d'où l'absence de douleurs, qui caractérise ces sortes de néoplasies.

On rencontre assez fréquemment, au sein de ces tumeurs, des cavités diversement configurées : ce sont de petites cavernes irrégulières creusées au milieu du tissu en voie de se désagréger, ou bien de vastes excavations à parois anfractueuses, molles et déchiquetées, et renfermant toutes du sang liquide ou coagulé, mélangé presque toujours aux débris ramollis du parenchyme; d'où la confusion que l'on en a faite avec les kystes fibrineux (Dupuytren), avec les kystes à couleur mixte (Denonvilliers et Gosselin).

Quand on a affaire à la forme *infiltrée*, la portion du maxillaire malade, augmenté de volume, se présente extérieurement à peu près sous le même aspect que dans la forme enkystée, mais la coque osseuse caractéristique n'existe pas. Le tissu de l'os, quoique ne paraissant pas avoir subi de perte de substance bien évidente et ayant conservé l'aspect régulièrement aréolaire, n'en a pas moins subi une raréfaction de sa substance, et les aréoles contiennent la substance myéloplaxique plus ou moins ramollie. Le nerf et les vaisseaux dentaires sont plongés au milieu de ce tissu et résistent cependant à l'envahissement.

Habituellement indolentes, ces tumeurs peuvent acquérir un certain volume sans que le malade se soit douté de leur présence. Dans certains cas, elles sont le siége de douleurs spontanées, que l'on doit attribuer à la compression du nerf dentaire ou à quelques-uns de ses filets. Des coups, des chutes dans lesquels le maxillaire aura été contusionné, des tentatives d'opération ou d'exploration, des pressions violentes répétées peuvent, en provoquant un état sub-inflammatoire, provoquer des douleurs.

Elles affectent une marche graduelle mais assez rapide, et peuvent acquérir en peu de temps un volume considérable ; de telle sorte que si on les abandonne à elles-mêmes, leur accroissement ne reconnaît pour ainsi dire plus de bornes [1]. Dès leur début, ou seulement à une certaine période de leur évolution, la plupart d'entre elles présentent des pulsations accompagnées ou non d'un bruit de souffle, phénomènes qui, annonçant un développement notable de leur tissu vasculaire, peuvent les faire confondre avec les

[1] Eug. Nélaton, *loc. cit.*, pag. 311.

tumeurs érectiles. Soit spontanément, soit à l'occasion du moindre effort, les tumeurs intra-osseuses peuvent déterminer des solutions de continuité dans la partie du maxillaire qui est atteinte, et entraîner par suite une mobilité anormale facile à constater.

La peau, distendue par l'accroissement de la tumeur, s'amincit, mais ordinairement n'éprouve aucune altération, soit dans sa coloration, soit dans sa texture, sa souplesse ou sa mobilité naturelles. La muqueuse, au contraire, offre une coloration brunâtre, rougeâtre ou violacée, qui lui est communiquée par le tissu sous-jacent. Cette coloration est un des signes les plus précieux pour le diagnostic. Tandis que le tégument externe a peu de tendance à s'ulcérer, l'interne présente parfois des ulcérations, ou bien s'épaissit, devient alors dense, coriace, grenu, livide, ou bien mollasse, fongueux et saignant.

Les troubles fonctionnels qu'entraîne le développement de la tumeur ne sont en rapport qu'avec le volume et l'étendue de la destruction du tissu osseux ; ils sont purement mécaniques.

Chez la plupart des malades, les ganglions restent sains, ou peuvent devenir le siége d'un engorgement qui n'est pas dû simplement à une cause d'irritation purement accidentelle.

2° *Tumeurs cartilagineuses : enchondrome ; ostéochondrophytes.* — Longtemps confondues avec le cancer et avec d'autres produits morbides sous différents noms et en particulier sous celui de *spina-ventosa*, ces tumeurs sont plus particulièrement connues depuis les beaux travaux de Müller. Dix ans auparavant, M. Cruveilhier[1] les avait distinguées, et les désignait sous le nom d'ostéo-chondrophytes. Néanmoins, pendant longtemps on n'a connu que l'enchondrome des parties molles ; aujourd'hui une étude plus attentive a permis de voir non-seulement qu'il peut siéger dans le tissu osseux, mais encore que l'enchondrome des os est l'espèce la plus fréquente : ainsi, sur 124 cas rassemblés par M. Lebert, on trouve 104 fois la maladie dans le squelette et 20 fois seulement dans les parties molles. Sur ces 104 cas on en trouve 15 pour la tête, dont 9 avaient pour siége le maxillaire inférieur. De ces 9 observations, M. Lebert en revendique 4 ; 2 appartiennent à Fichte, et 3 à M. Paget.

Nous distinguerons deux variétés d'enchondrome :

1° *Intra-osseux* (*enchondrome* proprement dit), quand la tumeur prend naissance dans l'intérieur de l'os ;

2° *Sous-périostique* (*chondrophyte*, *péri-chondrome*), si le produit vient du périoste ou de la surface de l'os.

Ces néoplasmes peuvent avoir leur siége sur les parties latérales ou sur la partie moyenne de la mâchoire. En général uniques, on conçoit cependant que

[1] Anat. pathol. génér.

le même sujet puisse en porter deux, trois. Le volume
varie d'un œuf de poule à un petit melon. L'enchondrome proprement dit tend à devenir plus volumineux,
bien que sa marche soit souvent lente. Ainsi il peut
tout d'un coup, à la suite d'un choc, d'une blessure
quelconque, devenir douloureux et acquérir un développement rapide.

La forme est très-variable : arrondie ou ovoïde, lobulée ou bosselée, elle revêt quelquefois l'aspect des
végétations syphilitiques qu'on désigne du nom de
choux-fleurs.

L'enchondrome sous-périostique se manifeste ordinairement sous la forme de masses lobuleuses dont
les mamelons sont séparés par des sillons au fond
desquels on trouve les dents, lorsqu'il monte du côté
du rebord alvéolaire ; mais il peut simplement refouler
devant lui les téguments de la joue en gagnant la base
de la mâchoire, et dans ce cas la forme est plus régulière. Tantôt il est implanté à la surface de l'os par
un pédicule rétréci, tantôt il offre une large base et
représente une masse diffuse déposée sur le lieu malade. Une enveloppe fibreuse entoure le néoplasme, elle
est, comme dans les autres tumeurs étudiées jusqu'ici,
formée par le feutrage d'un tissu fibreux nouvellement
formé et qui s'est confondu avec le périoste lui-même
épaissi.

Dans le commencement de sa formation, le tissu
morbide est mou, à tel point que les vaisseaux maxil-

laires externes peuvent le déprimer, et laisser leur empreinte à sa superficie. La surface osseuse est érodée, éclate quelquefois et lui permet de pénétrer dans l'intérieur de l'os.

Le tissu cartilagineux peut, en se développant dans l'intérieur du maxillaire, se rassembler en masse sphéroïdale entourée d'une coque ostéo-fibreuse (enchondrome intra-osseux *enkysté*), ou bien se disséminer dans les aréoles du tissu spongieux (enchondrome intra-osseux *infiltré*).

Dans la forme *enkystée*, les lames interne et externe qui forment toujours les parois de la coque osseuse, varient d'épaisseur. Tantôt assez épaisse, cette coque paraît résulter d'une hypersécrétion de l'os, d'où la possibilité de confondre la tumeur avec une hyperostose; tantôt très-amincie, elle peut même disparaître sur certains points, et le tissu morbide n'est plus entouré que par le périoste. Le doigt explorateur éprouve dans ce cas une sensation de crépitation parcheminée, qui bientôt n'est plus appréciable.

Dans la forme *infiltrée*, on trouve des noyaux cartilagineux, blancs, développés dans les aréoles, dont la plupart ont disparu par substitution du tissu morbide au tissu sain. A mesure que ces noyaux augmentent, on les distingue mieux entre les cloisons osseuses qui les séparent et sur lesquelles existe une grande vascularité. Il peut y avoir hypergénèse du tissu osseux au niveau des lamelles, et l'ensemble de la tu-

meur représente dans ce cas une masse osseuse creu-
sée de cavités dans lesquelles sont logées des masses
cartilagineuses. D'autres fois, l'os cède à la pression, et
des coques se forment autour de la tumeur. Si, comme
cela arrive le plus souvent, elle se développe du côté
du rebord alvéolaire, où se trouvent les meilleures conditions pour son développement et moins de résistance
que partout ailleurs, elle s'élèvera dans l'intervalle
des dents en prenant une forme lobulée. Ces ostéides
se trouvant situés entre les lobules de la production
morbide et ayant perdu leurs moyens de nutrition,
s'ébranlent, se carient et peuvent même participer à
la dégénérescence.

Le tissu des tumeurs cartilagineuses se présente
sous l'aspect du cartilage à peu près normal. Il a une
consistance ferme particulière, à la fois dure et élastique, et une couleur blanche avec un léger reflet
bleuâtre, comme laiteux. La surface est lisse et un peu
luisante, la coupe est plus terne ; il y a une homogénéité parfaite dans le tissu. L'ensemble de la tumeur
se compose de petites masses séparées quelquefois par
un tissu hyalin, d'autres fois par un tissu fibroïde, bien
souvent par des réseaux osseux ; enfin dans certains
cas on trouve entre l'os et le cartilage une véritable
moelle contenue dans les aréoles de l'os.

La vascularité de l'enchondrome est très-variable :
tantôt elle n'est que superficielle, c'est le cas de l'enchondrome enkysté ; d'autres fois les vaisseaux péné-

trent dans l'intérieur du tissu et s'y développent rapidement.

A l'examen microscopique, on trouve les cellules ordinaires du cartilage, cellules à contours ronds, ovoïdes, pyriformes ou irrégulières. M. Lebert[1] a cru voir dans ces diverses dispositions tous les passages entre les cellules déformées du cartilage et les corpuscules osseux étoilés, ramifiés, à prolongements multiples. Retenues et comme englobées dans une substance intermédiaire assez résistante, les cellules nous offrent un noyau avec un ou plusieurs nucléoles. Quand la production pathologique est récente, les noyaux sont arrondis, réguliers, transparents, tandis que plus tard on les trouve en partie déformés.

Les cellules de l'enchondrome présentent souvent des granulations graisseuses dans leur intérieur. Leur paroi est en maintes circonstances épaissie.

La substance intercellulaire amorphe est composée seulement de granulations arrondies. De nature fibroïde ou véritablement fibreuse, elle donne au tissu morbide les caractères anatomiques du fibro-cartilage.

Ces tumeurs sont rarement le siége de douleurs spontanées, mais elles sont susceptibles de devenir douloureuses après un choc ou une blessure quelconque. Ces violences peuvent occasionner aussi le développement rapide d'un enchondrome qui n'augmentait

---

[1] Anat. pathol., tom. I, pag. 219.

que d'une façon insensible. Alors on observe des douleurs qui ont le caractère névralgique ; elles sont dues à la compression du nerf dentaire.

Les changements que le tissu morbide éprouve dans sa structure anatomique, introduisent des modifications dans les symptômes.

L'ossification, qui peut le pénétrer et lui faire acquérir une grande dureté, se produit à la périphérie ou dans le centre. C'est surtout dans l'enchondrome intra-osseux qu'on observe l'ossification centrale du néoplasme.

Elle est plus rare dans l'enchondrome sous-périostique, où il y a cependant un double travail d'ossification. Les lamelles osseuses, soulevées par la pénétration du tissu dans le parenchyme du maxillaire, semblent s'épanouir dans la tumeur à partir de sa base. En outre, on y trouve une foule de points séparés et indépendants, qui rappellent tout à fait les points d'ossification de la vie fœtale. Enfin, il présente tous les dégrés intermédiaires de l'ossification histologiquement parfaite et d'un simple dépôt salin, d'une espèce de calcification [1].

Mais, au lieu de points ossifiés, il n'est pas rare d'y voir plusieurs cavités kystiques, dont le contenu est fort variable. Le plus souvent c'est du sang épanché, liquide, coagulé ou à l'état de fibrine amorphe. Dans

[1] Lebert, *loc. cit.*, pag. 220.

d'autres circonstances, c'est de la matière phymatoïde.
La vascularisation considérable que nous avons dite
exister quelquefois dans ces néoplasies, nous rend
compte, non-seulement des épanchements sanguins,
mais encore de l'accroissement rapide qu'elles acquiè-
rent dans un espace de temps assez court.

Il est une autre phase de l'évolution du tissu cartilagineux qui peut nous faire espérer sa guérison, indépen-
damment de celle qui peut avoir lieu par l'ossification :
c'est lorsqu'il éprouve la dégénérescence graisseuse.
Alors sa consistance diminue, il devient plus fluctuant
et peu à peu diminue de volume.

Nous n'oserions cependant fonder de grandes espé-
rances sur une terminaison analogue à celles que nous
venons de décrire ; car la tumeur, après une évolution
lente, peut tout d'un coup atteindre un volume considérable ; les gencives s'amincissent, s'enflamment,
s'ulcèrent. Les ulcérations qui en résultent n'offrent
aucun caractère particulier, et n'ont point de tendance
à envahir les tissus épargnés dès l'abord. Mais une
gangrène peut survenir ; c'est une complication de plus
qu'il faut ajouter au ramollissement, à l'ulcération de
la muqueuse buccale, et qui peut entraîner la mort du
sujet.

Les ganglions sous-maxillaires peuvent s'engorger ;
à cause de la prédisposition qu'a la glande de cette région à être le siége d'une telle hyperplasie, elle trouve

une occasion favorable; aussi ne tarde-t-elle pas à être atteinte.

Quoique M. Lebert regarde cette lésion comme tout à fait locale, les cas de généralisation, soit spontanée, soit à la suite de l'ablation de la tumeur, sont aujourd'hui assez multipliés pour nous engager à croire à ses tendances malignes.

Toujours est-il que, soit qu'elle siége sur les parties latérales, soit qu'elle siége sur la partie médiane, à mesure qu'elle se développe elle gêne la fonction de la mastication et de la déglutition, et peut même produire des accès de suffocation, si elle s'étend du côté du larynx. Par le refoulement de la lèvre inférieure en bas, la bouche est constamment ouverte. Le malade, qui parfois est atteint d'un véritable ptyalisme, perd une grande quantité de salive. L'amaigrissement graduel entraîne la perte du sujet.

3º *Tumeurs fibro-plastiques ; plasmome.* — Ces productions sont formées par un élément qui existe à l'état normal dans l'économie, et qui n'est autre chose que du tissu cellulaire ou fibreux incomplètement développé et en voie de formation. Elles ont pour siége de prédilection les os du crâne, dit M. Lebert, et sur treize cas qu'il signale, dont un sur le sommet, quatre avaient pour siége le maxillaire supérieur, trois le maxillaire inférieur, cinq étaient développés sur le bord alvéolaire de l'un ou de l'autre.

Le tissu fibro-plastique n'étant qu'une production embryonale du tissu conjonctif, le point de départ des tumeurs est dans les éléments du périoste osseux, du périoste dentaire (M. Magitot) et du tissu médullaire. De là la distinction, que nous établirons comme pour les espèces déjà décrites, en : 1° *sous-périostiques*, 2° *intra-osseuses*.

Les premières présentent une forme en général diffuse, tantôt aplatie dans le sens du maxillaire, tantôt faisant saillie dans la région sus-hyoïdienne. Elles peuvent quelquefois être pédiculées. Leur consistance, en général molle, élastique, est résistante en certains points, fluctuante en d'autres. Cela tient à ce que, lorsque le malade se présente au chirurgien, le mal, ayant débuté depuis longtemps, a subi des modifications; ou bien ayant pénétré dans le parenchyme du maxillaire, il en soulève des portions de la table externe.

Les tumeurs intra-osseuses sont beaucoup moins fréquentes; on peut les diviser en tumeurs *enkystées* et en tumeurs *infiltrées*.

Limitées par la coque ostéo-fibreuse, où elles sont renfermées, les premières ont un volume moindre qu'aucune variété. Elles ont leur siége de prédilection sur les parties latérales du corps, et ont de la tendance à s'étendre du côté de la branche. M. Lebert dit avoir trouvé la branche dilatée sous forme kysteuse, et donnant origine à une tumeur fibro-plastique molle lobulée et très-vasculaire.

Dans la forme infiltrée, toute la mâchoire peut successivement être envahie ; tandis que la précédente était limitée, celle-ci détruit l'os en entier, cause l'ébranlement des dents et leur chute, après des douleurs assez vives. Quand elle a atteint la période de ramollissement, la partie de l'os envahie subit une solution de continuité, et par suite une sorte de chevauchement des deux fragments qu'on perçoit dans l'exploration.

Quels que soient le point de départ et la forme à laquelle on ait affaire, le tissu fibro-plastique se présente toujours avec une couleur qui, du jaune rosé, va le plus souvent au rouge le plus foncé. D'une homogénéité toujours parfaite, il revêt l'aspect charnu ressemblant à la chair musculaire ou au poumon carnifié, au milieu duquel on rencontre des portions fibreuses ou osseuses. Il est infiltré d'un liquide transparent, séreux ou visqueux, et plus ou moins abondant, souvent troublé par des particules graisseuses ou calcaires.

La vascularité est très-abondante : ce sont les vaisseaux maxillaires externes, dentaires inférieurs, sous-mentonniers, qui fournissent le sang. Dans le cas de tumeur enkystée, c'est de la face interne de la poche que partent les vaisseaux nourriciers. Lorsque la tumeur est sous-périostique ou affecte la forme infiltrée, ils pénètrent le tissu dans toutes ses parties. Cette vascularisation nous explique très-bien, et la coloration rouge foncée, et les nombreux épanche-

ments sanguins qu'on y rencontre. La matière phymatoïde y existe rarement ; il est plus commun d'y
trouver des réseaux osseux qui parcourent la tumeur
en tous les sens, condition qui favorise la guérison et
qui, par conséquent, rend le pronostic moins grave.
Le diagnostic seul se trouve par ce fait embarrassé ;
car, à cause de la dureté qu'on rencontre, on risque
de prendre cette espèce de néoplasie pout toute autre.

Le microscope nous montre dans ce tissu, comme
élément fondamental, des cellules arrondies, sphéri-
ques ou ovoïdes, allongées ou irrégulières, généralement assez plates, dont la membrane d'enveloppe est
plus ou moins accolée au noyau, suivant qu'elles sont
plus jeunes. Elles ont, d'après M. Lebert, de $1/100$ à
$1/60$ de millimètre de diamètre. Leur paroi est pâle,
homogène, peu granuleuse. Leur contenu se compose
d'un ou deux noyaux, quelquefois davantage, mesurant
de $1/200$ à $1/140$ de millimètre, ronds dans le principe, plus tard ovoïdes, pouvant s'allonger considérablement, au point d'atteindre $1/40$ de millimètre de
large, revêtant alors une forme plate et renfermant un
ou deux nucléoles.

Il n'est pas rare de rencontrer le tissu fibro-plastique entièrement composé de cellules allongées en
forme de fuseaux, d'où le nom de tissu fusiforme qui
lui a été donné (Lebert). Dans le cas de récidive, il y
a multiplication considérable des noyaux.

La substance intermédiaire est transparente, parsemée de fibres ; elle donne par son abondance une physionomie spéciale à ces tissus, dont la coupe ressemble alors à de la gélatine (*plasmome calloïde*)

Comme éléments accessoires, on découvre des ostéoplastes et des cellules de cartilage en quantité trèsvariable.

Ces tumeurs naissent et se développent le plus souvent sans amener de douleurs spontanées et propres à elles. Leur augmentation de volume se fait avec lenteur dans les premiers temps ; mais arrivées à une certaine période de leur accroissement ou dans l'état de récidive, elles augmentent quelquefois avec rapidité. Cette augmentation est due, ou à une simple multiplication des éléments morbides, ou à une hémorrhagie intérieure. Il est facile de concevoir quelles conséquences entraîne leur accroissement : elles sont les mêmes que celles qu'entraîne le développement des autres tumeurs. Nous ferons remarquer seulement que la moindre cause suffit pour le hâter, et que, non-seulement leur tissu a une grande tendance à se substituer à celui des parties voisines, mais encore elles sont susceptibles de s'enflammer et de s'ulcérer.

Plus que les autres, elles entraînent l'exagération de la sécrétion salivaire, et par suite l'altération de la santé. La susceptibilité si grande de prendre un accroissement rapide à la moindre violence extérieure fait qu'elles trouvent dans l'acte de la mastication une cause de plus pour l'augmentation de leur volume, circonstance qui rend le pronostic fâcheux, lorsqu'elles se sont développées, soit sur la partie moyenne, soit sur les parties latérales du corps. Lorsqu'elles envahissent les branches, elles font saillie au-dessous de l'os malaire ou de l'apophyse zygomatique, gênent les mouvements de la mâchoire. Voilà tout autant de circonstances qui sont bien faites pour empêcher la nutrition. Trop heureux néanmoins si c'était tout! mais l'inflammation qui les atteint peut aussi gagner les tissus voisins. Le sujet avale le produit de la suppuration mêlé à la salive, et cette cause d'infection générale vient s'ajouter à celle qui peut avoir lieu par les ganglions, dont les plus voisins sont les premiers engorgés.

La mort du sujet peut donc provenir par défaut de nutrition et par l'infection générale. Quoique pendant longtemps la généralisation des tumeurs fibro-plastiques ait été un sujet de controverse, l'observation clinique a fourni un trop grand nombre de faits tendant à la démontrer, pour qu'il soit permis à personne de la regarder comme une maladie purement locale.

De l'étude que nous avons faite de ces trois espèces de tumeurs, il résulte qu'elles présentent des caractères qui les rapprochent du cancer ; mais fort heureusement elles ne sont pas toujours de mauvaise nature. De ce que les éléments qui les constituent sont ramenés à une forme analogue à la période embryonnaire, il ne faut pas conclure qu'ils ne puissent jamais acquérir une organisation parfaite. L'état général, qui par son influence a présidé à leur formation, peut s'épuiser pendant ou après une première manifestation. Dans le premier cas, la tumeur est enkystée ou devient le siége d'une substitution osseuse, d'une substitution graisseuse. Lorsqu'au contraire le mal est disséminé dans les aréoles du tissu du maxillaire, ou qu'il s'est développé au-dessous du périoste, les conséquences sont plus graves ; la récidive est plus à craindre.

La généralisation a lieu par l'intermédiaire des lymphatiques, avons-nous dit d'après certains auteurs ; mais ce n'est pas, croyons-nous, de cette manière qu'a lieu la terminaison fâcheuse. Quand le chirurgien examine son malade, il voit dans l'ensemble de sa constitution quelque chose qui dénote que le sujet porte une affection grave. S'il apprend qu'il est né de parents doués d'une mauvaise santé, que sa constitution a été minée par des excès de tout genre, etc., il peut être certain que l'état affectionnel n'aura point de solution dans un pareil acte morbide, et il devra s'attacher, en pratiquant l'opération, à dépasser les limites du mal le plus qu'il lui sera possible de le faire.

Leur richesse vasculaire entraînant une grande activité circulatoire, produit dans le tissu pathologique un véritable soulèvement isochrone aux mouvements du pouls, et dont l'expansion est favorisée par la fluidité qu'il présente. Cette circonstance les a fait confondre jusqu'ici avec les véritables tumeurs érectiles. Ce n'est pas qu'on puisse toujours éviter l'erreur ; mais si l'on songe à la rareté de celles-ci et à la possibilité de réduction du volume par la pression, on pourra ne pas se tromper.

Il s'agit maintenant de les distinguer l'une de l'autre. Toutes présentent **cette** particularité, qu'elles se développent le plus souvent chez des sujets jeunes. Cependant, l'enchondrome et la tumeur fibro-plastique surtout, s'observent dans un âge plus avancé. Elles n'ont, il est vrai, aucun signe pathognomonique ; les douleurs dont elles sont le siége ne leur appartiennent pas en propre, mais les névralgies dentaires sont plus communes dans le plasmome que dans les autres. De plus, son évolution a quelque chose de particulier, son accroissement est plus rapide que celui des deux espèces précédentes, sa tendance à l'ulcération est plus prononcée. — La tumeur à myéloplaxes, quoique pouvant acquérir un certain volume en peu de temps, ne s'accompagne que rarement de douleurs névralgiques ; sa tendance à l'ulcération est moins prononcée, à tel point qu'on pourrait même la ranger dans le premier groupe. Si nous ne sommes pas de l'avis de M. E. Nélaton, c'est que nous le voyons prendre trop de précautions pour l'extirpation de la tumeur, et d'un autre côté nous voyons dans l'ulcération des gencives et dans l'engorgement ganglionnaire qui l'accompagne un symptôme très-fâcheux. — L'enchondrome tient le milieu entre ces deux espèces, soit par les douleurs qu'il provoque, soit par son évolution, soit par sa tendance à l'ulcération et à la récidive. On nous accusera peut-être de subtilité; mais dans un diagnostic différentiel, ne devons-nous pas faire une analyse minutieuse de ce que chaque phénomène nous présente de particulier? Il en sera de même dans l'exploration tactile.

Apprécier la consistance, la sensibilité, la forme, la mobilité, l'étendue, la profondeur, les battements, la crépitation, tel est le but qu'on se propose quand on porte la main sur une tumeur. Il faut certainement une grande pratique chirurgicale pour apprécier tous les degrés qu'elles peuvent présenter; mais en tenant compte de la marche lente ou rapide, n'est-il pas possible d'arriver à une certaine précision? D'une manière générale, la deuxième espèce a une consistance beaucoup moindre que les deux autres. On sait aussi qu'elle est plus vasculaire, qu'elle est plus souvent diffuse, que le moindre accident provoque les douleurs. Ne voilà-t-il pas tout autant de caractères qui la distinguent des autres?

Les tumeurs à myéloplaxes, plus fermes, moins sensibles à la pression, ont une forme arrondie limitée, présentant quelquefois, mais peu souvent, des battements; elles sont presque toujours enkystées, et partant la crépitation y est plus appréciable.

Dans l'enchondrome, c'est une mollesse élastique que la main perçoit. En déprimant la superficie, on arrive à sentir profondément une résistance plus grande qui est due à l'ossification intérieure, dont il est fréquemment le siége. Il est souvent douloureux, et sous ce rapport ne peut guère être distingué des tumeurs fibro-plastiques. Il est moins souvent pédiculé, et partant moins mobile; sa forme est plus limitée. La crépitation est moins souvent perçue que dans les autres espèces, à cause de sa tendance plus grande à l'ossification périphérique. Les battements isochrones aux mouvements du pouls y sont moins perceptibles. Il pourrait plus facilement être confondu avec une tumeur fibreuse, mais il présente une consistance plus élastique.

TUMEURS MALIGNES.

Cancer. — Dans ce groupe sont renfermées les tumeurs qu'on est convenu d'appeler *cancéreuses*, non à cause de la présence d'un élément spécifique, mais à cause de leur marche insolite, qui paraît en dehors des lois de la pathologie. Tous les éléments qui les constituent sont homœomorphes.

Moins fréquentes que celles de la mâchoire supérieure, elles peuvent débuter exclusivement par le bord alvéolaire, au voisinage de la gencive, ou bien envahir le corps dans une hauteur plus ou moins grande, en se rapprochant du bord inférieur ou l'atteignant en même temps que les deux faces de l'os.

Quand le cancer commence par le bord alvéolaire,

il peut avoir débuté par la muqueuse ou par le périoste alvéolo-dentaire. Dans le premier cas il présente tout d'abord les caractères propres à l'épulis. Il a une forme arrondie , lisse, s'avançant vers la lèvre lorsqu'il se développe en avant, et du côté de la cavité buccale lorsqu'il se développe en arrière. Douloureuse, même sans qu'il soit nécessaire qu'elle soit soumise à une forte pression , la tumeur le devient davantage au moment de la mastication, lorsque les aliments viennent appuyer sur elle. Si son point de départ est entre deux dents , à mesure qu'elle prend de l'accroissement les deux ostéides voisins, ou l'un d'entre eux au moins, finissent par s'ébranler, et aux inconvénients de la tumeur elle-même vient s'ajouter la gêne de la mastication produite par cet ébranlement.

Le tissu pathologique peut s'être formé au fond d'une ou plusieurs cavités alvéolaires; alors le premier symptôme que l'on constate c'est la douleur des dents, douleur qui est presque toujours assez prononcée pour que le malade s'en fasse arracher de bonne heure une ou deux. Peu à peu les parois de l'alvéole dilatée par la tumeur, s'amincissent en se réduisant à une lame mince qui s'affaisse sous la pression et donne la sensation de crépitation parcheminée. Après la chute des dents, paraît à leur place une tumeur arrondie, de couleur variable, sorte de bourgeon gros comme une groseille, une cerise ou une noix, qui semble se détacher de l'intérieur de l'alvéole.

Quand le cancer envahit le corps du maxillaire, il peut avoir son point de départ dans les éléments du tissu périostique, ou bien dans ceux du tissu médullaire. Nous aurons donc deux formes : 1° *périostique* ; 2° *intra-osseuse*.

Les tumeurs cancéreuses périostiques se développent sous les téguments et peuvent arriver à des proportions considérables, sans que le tissu osseux lui-même ait disparu. Il y a au contraire autour de la lésion, et souvent dans toute la substance, une véritable hyperplasie osseuse. Mais la superficie des lames, soit interne, soit externe, se creuse bientôt par places et le tissu pénètre dans l'intérieur de l'os. Les productions ostéoplastiques qui se forment ressemblent quelquefois aux stalactites osseuses connues sous le nom de sécrétions périostales, si fréquentes dans la périostite et l'ostéite superficielles ; ce sont des lamelles osseuses verticales ou obliques, parallèles ou s'entre-croisant en divers sens, formant des réseaux et des dentelures.

Le produit pathologique peut ne pas s'étendre tout de suite dans l'intérieur du tissu spongieux. Les couches profondes des lames sont devenues, dans ces circonstances, le siége d'une hypertrophie condensante, pouvant aller jusqu'à l'éburnation. Le nerf dentaire se trouve inévitablement comprimé, et il est probable qu'il disparaît sous l'influence de cette pression, après avoir éprouvé quelque lésion de nature inflammatoire pouvant expliquer les douleurs accusées à une certaine époque par le malade; mais nous devons convenir que cette étude anatomique n'a pas été faite jusqu'ici avec tout le soin désirable[1].

Quand le cancer est intra-osseux, il produit en général un effet tout opposé : au lieu d'une hyperplasie osseuse autour de lui, on voit plutôt une tendance à la raréfaction, à l'amincissement, à la destruction des tissus voisins. Nous rencontrons ici cette espèce d'antagonisme sur lequel M. Flourens[2] insiste beaucoup, antagonisme d'après lequel les parties centrales ou plutôt l'intérieur de l'os serviraient à l'absorption du tissu osseux dans son renouvellement nutritif continuel, tandis que la superficie serait plus particulièrement chargée de la nutrition de l'os proprement dit et de la formation continuelle de molécules osseuses nouvelles. Cette raréfaction dans le cancer de l'intérieur du maxillaire par la substitution du produit pathologique au tissu osseux, produit sur les lames un travail d'amincissement de plus en plus considérable, au point qu'on les voit réduites à l'épaisseur d'une feuille de papier; aussi la fracture spontanée est-elle la conséquence toute naturelle et inévitable de cette disposition. Les réseaux de la substance aréolaire inclus dans l'intérieur du néoplasme, deviennent de plus en plus minces et fragiles, et finissent par disparaître complètement.

[1] Denonvilliers et Gosselin, *loc. cit.*, pag. 621.
[2] Théorie expérimentale de la formation des os. Paris, 1847.

Le cancer peut occuper en même temps la mâchoire supérieure et la mâchoire inférieure. Ce fait est rare; M. Heyfelder[1] en rapporte un exemple remarquable. La tumeur, dit ce chirurgien, s'étendait de la base de la mâchoire inférieure du côté droit, jusqu'au bord inférieur de l'orbite, et du côté du bord externe de la branche ascendante jusqu'au nez; celui-ci était comprimé et dévié vers le côté gauche. La peau qui recouvrait cette tumeur était tendue, la disproportion entre les deux moitiés de la figure très-prononcée, et la difformité assez considérable. La déglutition se faisait avec difficulté; le malade ne pouvait écarter les mâchoires que de quelques lignes, de sorte que l'examen de la bouche se faisait difficilement et d'une manière insuffisante.

Il n'est pas rare de voir le maxillaire inférieur envahi par un cancer qui s'est étendu de la lèvre inférieure jusqu'à lui. Ainsi, dans l'épithélioma de la lèvre inférieure, dit M. Follin[1], on voit le mal suivre le trajet du nerf mentonnier, pénétrer avec lui dans le canal dentaire et gagner ainsi de proche en proche l'os maxillaire inférieur. Donc, dès que l'on constate qu'un épithélioma de la lèvre a contracté des adhérences avec l'os sous-jacent, on doit craindre ultérieurement la formation d'un carcinome de la mâchoire.

Ces tumeurs sont formées par une production nou-

---

[1] *Loc. cit.*, pag. 255.

velle d'éléments qui tous se rapprochent des éléments normaux. Avant qu'ils aient subi les phases de leur évolution , sous l'influence de l'état diathésique qui amène l'aberration de leur développement, ils sont en tout semblables aux éléments qui , chez l'embryon , donnent naissance au tissu qui les produit. C'est d'abord une prolifération exagérée de cellules qui présenteront ensuite des états morbides spéciaux ; mais ce ne sont pas des cellules dont la création soit en dehors des lois de l'organisme, des cellules hétéromorphes en un mot. Certainement on ne leur trouvera pas une ressemblance parfaite avec les tissus , quant à la forme et même à leur nature, si on les prend à certaines périodes de leur évolution ; mais ce n'est pas à dire pour cela que ces tumeurs, d'une apparence si peu en rapport avec ce qui constitue l'organisme, ne se rattachent pas aux lois de formation générale.

Dans toutes on rencontre , comme éléments fondamentaux : 1° des cellules ou des noyaux (élément principal) ; 2° une substance amorphe , inter-cellulaire, variable de quantité, des matières accidentelles, hématine, etc. ; 3° une trame fibreuse plus ou moins marquée ; 4° des vaisseaux. La division en encéphaloïde, squirrhe, cancer colloïde, fongus hématode , est basée sur les différences de consistance et d'aspect ; mais ces différences ne sont que le résultat de la combinaison en plus ou en moins de toutes les parties constituantes. Or, puisque nous admettons que toutes ces tumeurs ont leur point de départ dans un ou plusieurs des tissus normaux , nous devons naturellement les diviser, au point de vue anatomo-pathologique seulement, d'après les tissus qui leur auront donné naissance.

Toute production organisée , pathologique ou normale , reconnaît la cellule pour origine. Le cancer n'étant autre chose, en mettant de côté la constitution, qu'un état morbide de la cellule, état morbide spécial qui entraîne des modifications profondes de volume, de forme et de rôle, nous devons nécessairement trouver autant de cellules cancéreuses qu'il y a de tissus différents.

Les cellules , élément actif du cancer, ont cependant des caractères particuliers et généraux. C'est l'origine qui leur donne les premiers ; c'est l'influence exercée sur le tissu pathologique par l'état affectionnel qui leur donne les seconds , en tendant à les rapprocher d'un type idéal ou théorique que l'École de M. Lebert croit exister. Toutes ont un air de parenté qu'elles tirent de leur volume , du volume et de la multiplicité de leurs noyaux, de l'état de leur contenu, de leur évolution à peu près identique.

Ce n'est donc pas l'augmentation de volume qui fait la spécificité de la lésion , comme le veut M. Ollier[1]. Le nom de *macrocyte* qu'il lui a donné, et la dénomi-

[1] Thèses de Montpellier, 1856.

7

nation de *macrocytiques* sous laquelle il désigne les tumeurs où cellules et noyaux offrent un développement énorme, doivent être rejetés.

D'après M. Lebert, nous devrions rencontrer dans ces tumeurs la cellule type, c'est-à-dire une sphère régulière à contours pâles et fins, ayant de $0^{mm},02$ à $0^{mm},025$, descendant rarement à $0^{mm},017$ ou $0^{mm},015$, mais atteignant quelquefois jusqu'à $0^{mm},03$ ou $0^{mm},04$, dont le contenu est plus ou moins granuleux, renfermant un noyau ovoïde ou elliptique, ayant de $0^{mm},01$ à $0^{mm},015$, muni d'un ou plusieurs nucléoles.

Ce n'est pas à l'appréciation exacte des dimensions que nous devons attacher une grande valeur. Le noyau, par l'augmentation de volume qu'il présente, peut seul fournir un caractère plus décisif. Les différentes modifications que l'élément peut subir, les phases de l'évolution, l'altération que l'état pathologique détermine dans la forme normale, sont tout autant de causes qui font varier les formes de la cellule cancéreuse. Mais, d'une manière générale, la forme est influencée par le tissu qui a été le point de départ de la lésion.

La formation cellulaire se fait de deux manières : par scission de la cellule ; par formation cellulaire endogène. Dans le premier cas, le noyau se divise d'abord, la cellule ensuite, et si la division des noyaux l'emporte sur celle des cellules, on a la cellule à noyaux multiples. Cette multiplication est la plus fréquente.

Dans la formation cellulaire endogène, le noyau se

divise, et autour de lui on voit se former de nouveaux éléments. On peut voir la cellule mère.

Une fois qu'elle a commencé, la prolifération ne s'arrête plus ; elle annihile ainsi toute tendance curative. Dès-lors, ni la chirurgie ni la nature ne peuvent surmonter les obstacles que leur opposent l'affection et la lésion. Cependant, en supposant, ce qui n'arrive pas habituellement, que cette prolifération cessât parce que la diathèse semble s'être épuisée dans une pareille manifestation, il y aurait deux modes de guérison naturelle : 1° la transformation granulo-graisseuse, 2° l'enkystement avec ou sans calcification des amas granuleux ou des cellules desséchées. J'exclus la gangrène, parce que ce serait une complication des plus fâcheuses.

Il est pénible d'avouer que cela ne se remarque pas. L'affection est tellement ancrée, qu'il existe sur le point malade (la gencive , la lèvre ou l'intérieur de l'os), une suractivité formatrice dont la conséquence est une prolifération incessante, une suractivité de nutrition qui entraîne un accroissement rapide et un volume remarquable des éléments. Il semble que les éléments ne fassent plus partie de l'organisme, que leurs fonctions soient anéanties, et qu'ils ne vivent que de la vie qui appartient à la cellule en général.

Le cancer qui débute par les gencives ne tarde pas à s'ulcérer et fournit une suppuration ichoreuse, parfois sanguinolente ; il tend à gagner la base du maxil-

laire. Quand il occupe le corps et la branche, il forme
une tumeur plus ou moins volumineuse, arrondie,
bosselée, qui soulève les téguments, en s'avançant
plus ou moins de l'arcade dentaire. Les dents peuvent rester saines pendant quelque temps; mais les
gencives deviennent bientôt rouges, saignent avec facilité. Alors les dents commencent à s'ébranler, parce
que les parois de l'alvéole, se trouvant envahies par
le tissu morbide, se résorbent et laissent la racine
vacillante. Elles s'élèvent sur la tumeur, déviées en
dedans ou en dehors, retenues par les connexions de
leur collet avec la muqueuse; mais elles finissent par
tomber d'elles-mêmes, ou le malade demande qu'on les
lui arrache, pensant se débarrasser de son mal. Rarement indolentes, ces tumeurs ont des douleurs propres, auxquelles viennent se joindre encore des douleurs névralgiques s'irradiant dans la face.

Dans le cancer périostique, la peau ne tarde pas à
adhérer à la tumeur et se hérisse quelquefois de no-
dules formés par des hyperplasies du tissu conjonctif
et du derme. On observe une semblable propagation
du mal du côté de la bouche : les glandules buccales
s'hypertrophient, et la muqueuse s'ulcère bientôt.
Quand l'adhérence de la peau se fait au tissu, il y a
atrophie du tissu cellulaire sous-cutané. Quand il ne
reste plus que le tissu élastique, dont l'inaltérabilité
est très-grande dans les points où se passe l'atrophie, on voit des rétractions qui attirent la peau vers

la mâchoire. Cette rétraction, déterminée par le tissu élastique et rendue plus apparente par le soulèvement de la tumeur en d'autres points, lui donne l'aspect bosselé qu'elle présente souvent.

Une fois que la tumeur est arrivée immédiatement au-dessous du derme, par la résorption successive de toutes les couches qui l'en tenaient séparée, la vascularisation du tégument augmente avec rapidité ; les capillaires le sillonnent de toutes parts. Par suite de l'activité circulatoire dont elle est devenue le siége, toute la couche conjonctive du derme disparaît vite. La face profonde de la peau étant alors appliquée directement sur le tissu pathologique, il ne reste plus que quelques débris de tissu conjonctif mêlés à des fibres élastiques, une sorte de stroma où se ramifient les capillaires. Bientôt l'épiderme se sépare, se soulève, tombe et laisse voir à nu le corps muqueux qui va se désagréger. Il arrive une sorte de gangrène qui détache celui-ci par lambeaux, et alors apparaît un ulcère à caractères particuliers, à bourgeons blafards, à sécrétion fétide.

Le produit de sécrétion qui s'écoule au dehors ou dans la cavité buccale n'est pas du pus. Examiné au microscope, il contient, nageant dans une sérosité sanguinolente, des cellules ratatinées, déchiquetées, altérées, mais jamais de corpuscules purulents. Il est le résultat d'une exsudation séreuse, d'une désagrégation des couches superficielles de la lésion. La fonte, le ramollissement, la putréfaction déterminent une espèce de malignité locale qui prédispose à la mortification des tissus. La lèvre inférieure est détruite peu à peu, la salive n'est plus retenue et s'écoule au dehors, mêlée aux détritus. L'ulcération envahit les commissures, détruit les téguments des joues et donne au malade un aspect repoussant pour ceux qui l'entourent.

La cavité buccale a pu être envahie non-seulement par la tumeur, par l'ulcération, mais la langue peut aussi avoir été atteinte. Des fistules peuvent se former au niveau de la région sus-hyoïdienne. Ordinairement, le malade n'en arrive pas là : déjà les ganglions, engorgés depuis longtemps, participent à la maladie et renferment eux aussi des cellules volumineuses à noyaux multiples ; il est atteint par la cachexie cancéreuse et touche à sa fin prochaine.

Est-il permis d'espérer la guérison de l'ulcère ? Elle est si exceptionnelle que tout espoir est inutile. Du reste, les granulations qui appartiennent au cancer ne se comportent pas comme les granulations ordinaires, et pour voir la réalisation de ce phénomène il faudrait, comme le dit M. Chauvin [1] : 1º une détersion qui fasse disparaître tous ces tissus pathologiques incapables d'organisation, et par conséquent il faut supposer que la prolifération s'arrêtera. L'ulcère serait alors ramené à l'état d'ulcère simple. Mais comment pourrait s'ar-

---

[1] *Loc. cit.*, pag. 140.

réter la prolifération, puisque l'affection qui la tient sous sa dépendance est dans ce moment-là plus manifeste que jamais?

2° Une puissance formatrice assez énergique de la partie pour produire les éléments nécessaires à la cicatrice. Vain espoir! alors que les forces générales sont complètement annulées, une partie quelconque ne peut plus résister à la destruction.

C'est donc au milieu des souffrances qu'est obligé de succomber le malheureux atteint d'une semblable lésion. Tout d'abord ce sont les douleurs qui lui font réclamer l'extraction des dents; la mastication s'était trouvée gênée non-seulement parce que le malade craignait la douleur occasionnée par la résistance des aliments, mais encore parce que l'articulation temporo-maxillaire a pu être atteinte.

Le cancer n'a pas de signes physiques propres, tous ceux qu'il présente se rencontrent dans les autres tumeurs du maxillaire. Aussi est-ce pour cette raison que les chirurgiens pratiquent souvent la résection, sans établir un diagnostic bien certain ; cependant on pourra l'établir en tenant compte de certains autres caractères cliniques. Si les sujets ont dépassé l'âge de 45 ans ou à peu près, si leur santé s'est affaiblie, s'ils sont amaigris, si en même temps les ganglions sont fortement engorgés, on peut éloigner l'idée d'une tumeur du premier groupe.

La rougeur de la peau , son développement vasculaire , les adhérences et la rétraction des téguments indiquent presque à coup sûr une tumeur cancéreuse.

Étude générale des procédés de résection du Maxillaire inférieur mis en usage pour l'ablation des tumeurs.

Suivant la judicieuse remarque de A. Bérard[1], la résection du maxillaire inférieur n'est pas dans tous les cas ce qu'on appelle une opération réglée. Le siége et l'étendue de la tumeur à enlever obligent presque toujours le chirurgien à modifier le manuel opératoire. La seule règle absolue à laquelle il soit tenu de se conformer, consiste à dépasser les limites du mal, en respectant, autant que faire se peut, et la forme des parties et la fonction de l'organe malade. Il ne doit, dans aucun cas, se laisser aller à une désolante parcimonie, dont l'histoire des tumeurs offre malheureusement trop d'exemples. Elle aurait un résultat facile à prévoir : la récidive ou plutôt la continuation du mal amènerait une nouvelle tumeur plus considérable, qui exigerait une mutilation plus étendue. Il est vrai de dire cependant que bon nombre de chirurgiens mettent à profit cette considération ; aussi avons-nous un grand nombre de procédés qui, tous applicables aux cas particuliers qui en ont nécessité l'emploi, sont souvent im-

---

[1] Dictionnaire en 30 vol., tom. XVIII, pag. 441.

possibles à mettre en pratique dans le cas spécial qu'on a sous les yeux.

Quoi qu'il en soit de ces modifications inévitables, les résections de la mâchoire inférieure se réduisent à retrancher : 1º la partie moyenne du corps de l'os; 2º toute la portion horizontale ; 3º une moitié seulement de cette portion horizontale ; 4º une des moitiés de l'os, à partir de la symphyse jusqu'au condyle et l'apophyse coronoïde inclusivement ou exclusivement; 5º la totalité de l'os ; 6º une portion plus ou moins étendue du rebord alvéolaire, ou 7º de la base, ou 8º de la table externe.

Nous n'avons pas l'intention de décrire minutieusement chacune de ces opérations, avec les divers temps dont elles se composent et les modifications sans nombre dues aussi souvent au désir d'innover qu'au véritable génie chirurgical. Il est cependant des particularités intéressantes spéciales à la région, qui doivent nous occuper. Elles méritent d'autant plus d'être signalées, qu'elles démontrent l'importance de la règle de conduite que nous avons tracée au chirurgien, au commencement de ce chapitre.

Dès la plus haute antiquité, on avait noté le rétablissement ordinaire, même sans difformités bien grandes, à la suite de la destruction de portions plus ou moins considérables de la mâchoire inférieure. Toutefois, c'est en 1842 seulement que fut faite une heureuse application des observations d'Hippocrate.

de Rhazès, de Mesue, de F. Plater, de Runge, de
Faudacq, de Manne, de J. Burlin, de Gooch, de Mosque,
de Guerney, de V. Wy, de Desault, de Boyer, de Chop-
part, de Louis, de Walcker, de Rayger, de Wepfer, de
Belmain, de Larrey, par Dupuytren, amputant presque tout le corps d'une mâchoire inférieure par une
méthode véritablement nouvelle et qui, comme le dit
M. Velpeau[1], est restée dans la pratique à titre de con-
quête chirurgicale. Cette opération, qui eut beaucoup
de retentissement, a été répétée depuis lors un grand
nombre de fois, non-seulement en France, mais encore en Allemagne, en Angleterre, en Amérique, et
aujourd'hui on en est venu à ne pas même reculer
devant l'ablation totale de l'os. Mais avant d'en arriver là, la pratique a démontré comme inhérents à
quelques-unes de ces résections certains accidents
graves, parmi lesquels se trouve en première ligne
l'asphyxie causée par la rétrocession ou le pelotonne-
ment de la langue en arrière. «S'il dut paraître difficile, dit M. Velpeau[2], d'aller avec quelques chances
de succès au-delà des premières dents molaires, at-
tendu que l'attache des muscles génio-glosse, génio-
hyoïdien, mylo-hyoïdien et digastrique étant détruite,
la langue, entraînée par les glosso-pharyngiens, semble
devoir se retirer presque nécessairement en arrière et

---

[1] Nouveaux élém. de médec. opérat., 2ᵉ édit., tom. II, pag. 609.
[2] *Loc. cit.*, pag. 610.

fermer le pharynx, au point de produire la suffocation, l'expérience n'a confirmé ces craintes qu'en partie. » Cependant Dupuytren en prévenait chaque fois son auditoire. Il est vrai qu'il a pu, sans accident, dépasser les premières molaires ; que Richerand a enlevé tout le corps de l'os sans suites fâcheuses, et que le chirurgien de la Charité a impunément réséqué quelquefois jusqu'aux dents canines ; mais on doit toujours se tenir sur ses gardes. Très-souvent la langue se porte en arrière et en haut dès qu'on a tranché ses attaches antérieures. Lallemand fut, dans un cas, obligé de pratiquer la trachéotomie, séance tenante, pour donner un libre accès à l'air. N'y a-t-il que la rétraction de cet organe ? L'os hyoïde et la base de la langue ayant perdu leurs attaches au maxillaire, cèdent complètement à l'action des autres muscles comme à la pression atmosphérique, et laissent le pharynx s'aplatir d'avant en arrière, l'arrière-bouche se fermer de bas en haut.

Préoccupés de ce danger, qui menace instantanément les jours du malade, les chirurgiens ont tâché d'y remédier de plusieurs manières. Delpech, un des premiers, donna le sage exemple de pratiquer à la base de la langue une simple ligature qu'il fit sortir ensuite entre les lambeaux, pour la fixer à une des épingles qui servent à réunir les téguments par la suture entortillée. Dans une autre occasion, il perça la langue avec un fil d'or qu'il assujétit aux dents voisines.

L'asphyxie immédiate semblait conjurée sans retour par l'emploi de ces divers moyens ; mais bientôt l'observation attentive des faits démontra qu'elle pouvait ne se produire que peu à peu, de manière à déterminer la mort au moment où la guérison devait être regardée comme certaine. M. Bégin[1], qui avait vu cet accident se produire le onzième jour, chez un de ses opérés, l'explique par le mouvement d'impulsion qui doit porter en arrière le larynx privé des muscles génio-hyoïdien, de la partie antérieure du mylo-hyoïdien et des digastriques. Alors, non-seulement le larynx se rapproche de la paroi postérieure du pharynx, mais encore il éprouve un mouvement de bascule qui rend la glotte presque verticale; la déglutition est gênée, la respiration devient de plus en plus laborieuse, enfin après un temps variable, l'asphyxie peut être complète. C'est pour obvier à cet inconvénient qu'il recommande, d'un côté, de laisser une sonde œsophagienne à demeure, afin d'éviter le passage des matières alimentaires dans les voies respiratoires; de l'autre, de maintenir la langue en avant par un fil qui traverse sa partie inférieure et vient se fixer à un arc métallique partant de la nuque et formant une sorte de mâchoire artificielle.

Mais tous ces moyens, qui paraissent si simples, si efficaces, si faciles à mettre en usage, ne donnent pas toujours les heureux résultats qu'on était en droit d'en

[1] Annales de la chirurgie franç. et étrang., tom. VII, pag. 399.

attendre. Les difficultés de la déglutition et de la respiration sont et restent l'écueil ordinaire des résections d'une portion très-étendue de la mâchoire. Quand c'est possible, il est bien préférable de chercher à éviter la rétrocession primitive ou consécutive de la langue et du larynx, en respectant les apophyses géni et le périoste interne. C'est ce que nous avons vu exécuter par M. le professeur Bouisson, dont l'opéré sortit de l'hôpital vingt jours après l'opération, parfaitement rétabli. Dans une autre circonstance, c'est M. le professeur Alquié qui mit le même procédé en usage.

Si les circonstances diffèrent, on peut arriver aux mêmes résultats par des procédés divers. Ainsi, parfois la base de la mâchoire est saine, quoique le rebord alvéolaire soit altéré dans une grande partie de sa longueur. C'est un cas favorable dont il faut savoir profiter, car la conservation de la base permet de laisser intactes les insertions antérieures des muscles génio-glosse, génio-hyoïdien, mylo-hyoïdien et digastrique. Le danger de suffocation par rétraction de la langue n'existe plus, la déglutition des aliments se fait sans l'aide d'une sonde œsophagienne toujours difficile à supporter, enfin la guérison est à peu près exempte de difformité. Cette opération n'a d'autre inconvénient ultérieur qu'un affaissement de la lèvre inférieure, que les dents ne retiennent plus ; mais l'application d'un ratelier artificiel restitue les formes des parties en rendant à la lèvre toute sa hauteur. C'est donc là un véritable perfectionnement apporté à la médecine opératoire, et l'un de nos maîtres en a obtenu sous nos yeux les plus heureux résultats.

Certaines tumeurs sous-périostées ont leur base d'implantation sur la lame externe de l'os, à une profondeur peu considérable. Il est inutile de faire observer que dans ce cas il faut ne retrancher que la portion d'os malade, tout en ayant soin de dépasser constamment les limites extrêmes du mal. Le fer rouge pourrait trouver ici une double indication, et comme puissant hémostatique, et comme agent destructeur, permettant d'atteindre les parties altérées que la rugine ou le bistouri auraient pu respecter. C'est de cette manière que M. Bouisson a agi chez l'enfant qui a fait le sujet de notre observation de tumeurs à myéloplaxes.

Parmi les autres accidents qui tiennent aux divers procédés, l'hémorrhagie est celui qui doit surtout préoccuper le chirurgien. Dans l'ablation de la partie moyenne, l'instrument tranchant rencontre les artères sous-mentale, sub-linguale, rarement la ranine, la coronaire labiale, enfin la dentaire inférieure. Quelques-uns de ces vaisseaux peuvent être difficiles à lier, à cause de leur situation profonde au milieu des chairs, où on ne les voit pas battre, l'opéré n'étant pas toujours revenu de l'excitation chloroformique. On devra attendre quelque temps avant de faire le pansement, pour les lier si on les voit ; dans le cas contraire, et malgré leur petit calibre, on devra se tenir en garde contre la perte de sang. Nous ne croyons pas convenable d'exercer la compression au moyen de l'appareil de pansement, de peur qu'elle n'allât, en s'exerçant sur la langue et le larynx, donner lieu à la complication que l'on redoute.

S'il faut enlever toute une moitié de mâchoire, des artères plus volumineuses tombent sous le tranchant du bistouri. L'os maxillaire se trouve placé au milieu des nombreuses branches que la carotide externe fournit à la face. Le tronc de cette artère peut néanmoins être évité, car il est séparé de la branche par une portion de glande parotide ; la carotide interne et la veine jugulaire interne avoisinent l'articulation en dedans et en arrière, puisqu'elles ne sont séparées de la cavité glénoïde que par l'apophyse vaginale. Parmi les branches de la carotide externe les plus exposées, sont la maxillaire interne et la faciale ; c'est surtout pendant la dissection des parties internes et dans la désarticulation qu'on risque de léser la première. M. Malgaigne pense que la lésion de cette artère est inévitable ; cependant, grâce à l'aponévrose et à la couche de tissu parotidien qui la sépare de ces parties, elle peut être évitée quand le chirurgien peut s'entourer de toutes les précautions désirables. L'artère temporale est exposée au moment où l'on va ouvrir l'articulation par son côté externe. Voilà certes bon nombre de vaisseaux dont la lésion n'en constitue pas moins, malgré les moyens hémostatiques puissants dont dispose la chirurgie moderne, un des accidents les plus sérieux de la résection de cet os. L'opérateur devra donc agir avec ménagement et précaution, et se rappeler que MM. Palmi, Mott, Cusack, Valther, Græfe, Gensoul, Warren, préoccupés de la perte du malade par l'hémorrhagie, ont pratiqué la ligature préalable de l'artère carotide primitive [1].

Si, au lieu de se servir du bistouri jusqu'à la fin on veut, comme M. Maisonneuve, procéder à l'arrachement du fragment avant d'avoir coupé les nerfs et les insertions musculaires aux apophyses coronoïde et condylaire, on doit craindre, de plus, la fracture de l'os et l'arrachement des filets nerveux plus ou moins haut.

Le premier accident ne tenant pas exclusivement à ce mode d'agir, il est bon d'en être toujours prévenu afin de procéder, aussitôt qu'on le pourra, à la section tendineuse du crotaphyte, dont la rétraction entraînerait l'apophyse coronoïde.

Pour prévenir l'arrachement du nerf dentaire et de ceux qui s'épanouissent en bouquet autour de l'articulation, arrachement qui pourrait bien aller jusque dans l'intérieur du crâne, de même que les nerfs du plexus brachial ont pu être détachés de la moelle épinière à la suite de certaines réductions des luxations de l'épaule, nous conseillerons d'imiter M. Verneuil, qui les sectionne avant d'amener le fragment osseux

---

[1] Velpeau, *loc. cit.*, pag. 619.

dans l'abduction [1], et l'on évitera ainsi un méfait très-fâcheux.

Ici s'arrête notre tâche. Après avoir, dans cette dernière partie, tracé la règle de conduite au chirurgien et montré les principaux accidents auxquels exposent les résections du maxillaire, nous terminerons en faisant remarquer qu'il est une dernière précaution à prendre, applicable à la majorité des cas : respecter le périoste interne, s'il n'est pas atteint par la production morbide qui nécessite la résection de la mâchoire. On diminue ainsi les chances d'hémorrhagie, en rendant les délabrements moins étendus ; on laisse intacts les points d'insertion musculaire, si utiles au jeu des organes ; en dernier lieu, on rend possible la reproduction d'une portion de maxillaire suffisante pour permettre au malade de récupérer, dans un temps plus ou moins long, quelques-unes des importantes fonctions auxquelles contribue si puissamment la mâchoire inférieure.

[1] *Gazette hebd.*, pag. 452 ; 1860.

FIN.

9 782329 734392